供影像医学与核医学专业用

分子影像学

主　审　李思进
主　编　王雪梅　王　茜　杨　敏
副主编　陆克义　兰晓莉　朱小华
　　　　方　纬　左传涛　张国建

北京大学医学出版社

FENZI YINGXIANGXUE

图书在版编目（CIP）数据

分子影像学 / 王雪梅，王茜，杨敏主编 . —北京：
北京大学医学出版社，2018.11
ISBN 978-7-5659-1906-0

I.①分… Ⅱ.①王…②王…③杨… Ⅲ.①影象诊
断 Ⅳ.①R445

中国版本图书馆 CIP 数据核字（2018）第 259873 号

分子影像学

主　　编：王雪梅　王　茜　杨　敏
出版发行：北京大学医学出版社
地　　址：（100191）北京市海淀区学院路 38 号　北京大学医学部院内
电　　话：发行部 010-82802230；图书邮购 010-82802495
网　　址：http://www.pumpress.com.cn
E - mail：booksale@ bjmu.edu.cn
印　　刷：北京信彩瑞禾印刷厂
经　　销：新华书店
责任编辑：王孟通　　**责任校对**：靳新强　　**责任印制**：李　啸
开　　本：787mm×1092mm　1/16　印张：9　　字数：224 千字
版　　次：2018 年 11 月第 1 版　　2018 年 11 月第 1 次印刷
书　　号：ISBN 978-7-5659-1906-0
定　　价：60.00 元
版权所有，违者必究
（凡属质量问题请与本社发行部联系退换）

《分子影像学》编委会

王红亮　山西医科大学第一医院

王　茜　北京大学人民医院

王雪梅　内蒙古医科大学附属医院

颜建华　上海健康医学院

杨国仁　山东大学附属山东省肿瘤医院

杨　敏　江苏省原子医学研究所

杨敏福　首都医科大学附属北京朝阳医院

杨小丰　新疆维吾尔自治区人民医院

张　超　山东大学基础医学院生物医学同位素研究中心

张国建　内蒙古医科大学附属医院

朱小华　华中科技大学同济医学院附属同济医院

左传涛　复旦大学附属华山医院

序

近年来分子影像学发展迅速，对影像医学的发展起到了很大推动作用，使影像医学从传统的对解剖、生理功能的研究深入到分子水平的成像，这将对新的医疗模式的形成和人类健康产生深远的影响。为适应我国分子影像专业人才培养与学生教学需求，由我国著名核医学专家王雪梅教授、王茜教授、杨敏教授牵头，国内25所医学院校的核医学与影像学专家团队共同编写，由北京大学医学出版社出版的国内首部分子影像学教材《分子影像学》应运而生。该编写团队是长期活跃在分子影像学领域的中青年专家，他们长期辛勤耕耘，成绩卓著，既有丰富的临床科研成果，也有着深厚的教材编写及教学经验。

该教材最大特点是简明、实用，通俗易懂，既有深度，也有广度，学生易学易懂。教材共8章，内容力求简洁明了。同时注重培养医学生运用分子影像学知识解决临床实际问题的能力，既有基础理论的铺垫，也有各个系统应用的详细论述。尤其是本书的第四章至第八章突出了应用各种分子探针解决肿瘤、神经系统、心血管系统、炎症及新药研究中的实际问题，可增强医学生热爱分子影像学和学习分子影像学的兴趣。

分子影像学与传统的影像诊断学不同，分子影像学着眼于探测构成疾病基础的分子异常，而不是对这些分子改变所构成的最终结果进行成像。最突出的特点是用影像的手段非侵入性地对活体内参与生理和病理过程的分子进行定性或定量可视化观察。因而本书编写中，参考了国内外近期研究成果，探索影像学发展的方向，开阔视野，为培养创新型人才提供有力支撑。

该教材是国内首部全面阐述分子影像学的教材，它的出版一定会为影像专业学生及影像科医生提供高质量的教学素材，必将会促进我国分子影像学的快速发展与进步。

前　　言

本书由全国 23 所大学或医药院校的核医学和影像学专家编写而成。全书分为 8 章，第一章是分子影像学概论，简要介绍了分子影像学的概念、产生、发展、基本原理及基本条件、成像特点等；第二章重点介绍分子成像技术，包括 PET 和 SPECT 成像、MRI、超声成像、光学成像及多模态成像技术；第三章介绍了分子成像探针，包括 PET 和 SPECT 成像探针、MR 成像探针、光学成像探针及多模态载体等；第四章至第八章详细介绍了分子成像在肿瘤、神经系统、心血管系统、炎症及新药研发中的应用。

分子影像学是在分子水平上进行无损伤的实时成像，以了解体内特异性基因或蛋白质表达的部位、水平、分布及持续时间的新兴交叉学科，能直接或间接监控和记录分子或细胞事件的时间和空间分布。分子影像学与传统的影像诊断学不同，其着眼于探测构成疾病基础的分子异常，而不是对由这些分子改变所构成的最终结果进行成像，最突出的特点是用影像的手段非侵入性地对活体内参与生理和病理过程的分子进行定性或定量可视化观察。因而本书编写中，参考了国内外近期研究成果，代表影像学发展的方向。本教材适合以"5+3"（5 年临床医学本科教育、3 年住院医师规范化培训或 3 年临床医学硕士专业学位研究生教育）为主体的我国临床医学人才培养模式，注重培养医学生运用分子影像学知识解决临床实际问题的能力，同时开阔视野，为创新型人才培养提供帮助。另外一个优势在于本书简明、实用，使学生易学易懂。

在编写本教材过程中，得到了北京大学医学出版社和参编院校领导及各位编委的鼎力相助，特别感谢王茜和杨敏两位主编，陆克义、兰晓莉、朱小华、方纬、左传涛、张国建六位副主编在稿件组织编写及互审中所做的大量工作。

本教材编写过程中，各位编委虽多次修改稿件，但在内容、编排以及文章处理上可能仍有不妥之处，恳请广大师生和读者给予批评指正，以便在修订和再版时得以完善。

王雪梅

目 录

第一章　分子影像学概论

第一节　分子影像学的产生、发展和定义

近20年来，基因组学和蛋白质组学的迅猛发展，奠定了人类对启动疾病发生、促进疾病发展、预测疾病预后及评估疾病治疗效果的分子的系列变化进行研究的基础。同时，医学影像技术经历了结构成像、功能成像和分子影像三个发展阶段，逐渐成熟起来。在此基础上形成了以分子生物学与不断创新的现代医学影像技术相结合，在分子及基因水平诊断和指导疾病治疗的模式——分子影像学。

1999年，由美国哈佛大学Weissleder博士提出分子影像学（molecular imaging，MI）的概念。并指出分子影像学是应用影像学方法在细胞和分子水平上对活体状态下的生物过程进行定性及定量研究的一门学科。

2002年，基于成像测量（包括光学成像）的分子与细胞事件动力学过程的可视化研究成为 *Science* 杂志评选的十大突破之一。

2002年，分子影像学进入美国国立卫生研究院路线图（National Institutes of Health roadmap，NIH roadmap）。

2000—2002年，美国国家科学基金委（National Sanitation Foundation，NSF）发布了四次生物光子学合作伙伴计划（Biophotonics Partnership Initiative）招标指南。

2002年10月，我国召开了以分子影像为议题的香山会议。

2002年月，在美国波士顿正式成立了美国分子影像学学会。

2002—2008年，*Nature* 杂志刊载了分子影像学方面的系列文章。

2008年，世界上第一幅同时采集人脑的PET/MRI（positron emission tomography/magnetic resonance imaging）图像诞生，使分子影像领域展开了新的篇章。

2012年，*The New England Journal of Medicine* 的一篇文章指出，未来医学发展的目标是精准医学。

2015年，世界分子影像学大会提出了"精准医学——可视化"（precision medicine visualization）的主题，标志着分子影像学向实现所有生物标记和事件"可视化"的目标宣战。

随着对分子影像学认识的不断发展，分子影像学被认为是在分子水平上进行无损伤的实时成像，了解体内特异性基因或蛋白质表达的部位、水平、分布及持续时间的新兴交叉学科，能直接或间接监控和记录分子或细胞事件的时间和空间分布。

与传统的影像诊断学不同，分子影像学着眼于探测构成疾病基础的分子异常，而不是对由这些分子改变所造成的最终结果进行成像，最突出的特点是用影像的手段非侵入性地对活体内参与生理和病理过程的分子进行定性或定量的可视化观察。

当前分子影像探针已不再局限于单纯的活体诊断，诊疗一体才是更值得探索的领域，例如：基于金纳米颗粒的光热学治疗和光动力疗法，利用金材料本身独特的理化特性，实现在靶向肿瘤成像的同时给予定向治疗；将化疗药物包裹于分子探针内部，便可通过探针的主动或被动靶向使得药物浓聚在靶部位，以最低剂量发挥最大治疗效果。

同时，分子影像学结合基因、临床大数据和人工智能技术，通过模型构建，从分子影像高通量大数据原始像素出发，提取图像特征并进行特征选择，自主挖掘与临床问题相关的分子影像学特征，实现对疾病更精准的诊断、疗效评估和预后预测。

第二节　分子影像学成像的基本原理及基本条件

一、分子影像学的基本原理

将制备好的分子探针（molecular probe）引入活体组织内，在活体细胞内分子探针与靶分子相互作用，利用先进的成像设备检测分子探针发出的信息，经计算机处理后生成活体组织的分子图像、功能代谢图像或基因转变图像。

1. 直接成像

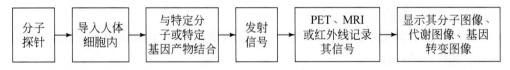

2. 间接成像　利用报告基因探针与报告基因表达间特异性的相互作用成像。

3. 替代物成像　利用"替代标记物"探针来反映内源性分子或基因过程的下游结果。

二、分子影像成像基本条件

分子影像成像基本条件包括合适的分子探针、生物信号放大技术和敏感、快速、高分辨的成像技术。

1. 分子探针构建　分子探针是指能和靶结构特异性结合的物质（如配体或抗体等）与能产生影像学信号的物质（如放射性核素、荧光素或顺磁性原子）以特定方法结合构成一种化合物，这些被标记的化合物分子能在体内和（或）离体反映靶生物分子量和（或）靶生物功能。

分子识别是构建合适的分子探针的基础。分子识别的过程实际上是分子在特定的条件下通过分子间作用力的协同作用达到相互结合的过程。这其实也揭示了分子识别原理中的3个重要的组成部分，"特定的条件"是指分子要依靠预组织达到互补的状态，"分子间相互作用力"是指存在于分子之间的非共价相互作用，而"协同作用"则是强调了分子需要依靠大环效应或者螯合效应使得各种相互作用之间产生一致的效果。分子识别主要形式包括抗原与抗体结合，受体与配体结合，酶与底物结合及核苷酸碱基配对等。

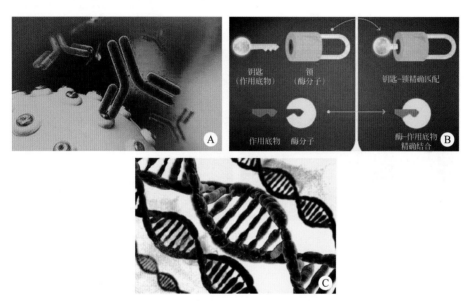

图 1-1　分子识别主要形式示意图

A. 抗原与抗体结合图；B. 酶与底物结合；C. 核苷酸碱基配对

　　"分子探针"大致可分为4种：用化学分子合成法合成的小分子探针、肽类分子探针、核酸类探针和"智能"分子探针。根据影像学检查手段的不同，可将之分为核医学探针、光学探针、MRI探针和超声探针等。根据所用对比剂种类分为靶向性探针和可激活探针。其中靶向性探针最为常用。

　　选择分子探针应该遵循以下原则：①对靶分子具有高度特异性和亲合力；②能反映活体内靶分子含量；③具有较强的通透性，能顺利到达靶分子部位；④无毒副作用；⑤在活体内相对稳定；⑥在循环中既能与靶分子充分结合又有适当的清除期，以避免"高本底"对显像的影响。

　　2. 生物信号放大　由于分子探针的含量（或浓度）非常低（ng或pg水平），它与靶分子结合后成像信号非常微弱，因而必须进行成像生物信号放大。一般认为，可通过提高靶结构的浓度或利用探针改变靶结构物理特性等方法来实现。

　　3. 敏感、快速、高分辨的成像技术　目前有多种敏感、快速、高分辨的成像技术，包括核医学（PET和SPECT）、磁共振成像、超声及光成像等。也有各种技术相结合的成像技术，如PET/CT、PET/MRI、SPECT/CT等（图1-2）。

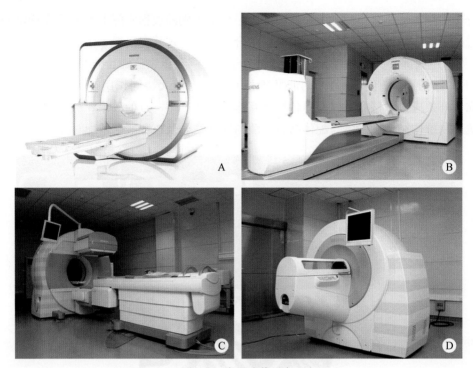

图 1-2　常用成像设备

A. PET/MRI 仪；B. PET/CT 仪；C. SPECT/CT 仪；D. Micro PET/CT 仪

第三节　分子影像学基本成像技术及比较

一、分子影像学的基本成像技术

分子影像学成像技术根据探针及成像仪器分为核医学分子成像、磁共振分子成像、光学分子成像及超声分子成像。

（一）核医学分子成像

1. 核医学分子成像的基本原理　利用放射性同位素标记体内所需的某种代谢产物，制成探针，然后将这种探针注入人体，通过观察一定时间内同位素在体内的代谢、分布、排泄情况，从而知道人体内某种特定功能的状态。

2. 核医学分子成像学主要显像类型　包括代谢显像（常见的有葡萄糖、脂肪酸、氨基酸、胆碱、核酸和乙酸）、受体显像（神经受体多巴胺、5-羟色胺）、基因显像、多肽显像、凋亡显像、单抗放射免疫显像、血管生成显像、乏氧显像、信号转导显像等。

（二）磁共振分子成像

1. 磁共振分子成像原理　以在磁共振成像（magnetic resonance imaging，MRI）图像上

可显像的特殊分子作为成像标记物，对这些分子在体内进行具体的定位。"磁共振分子成像"可在活体完整的微循环下研究病理机制，并可提供三维信息。

2. 磁共振分子成像的信号扩增系统　分为两种：一种是超顺磁性或顺磁性复合物，如用超顺磁转铁蛋白探针标记的转铁蛋白受体（氯化铁纳米颗粒）；另一种是通过第二信使系统被磁共振探测到。

3. 磁共振分子成像主要类型　包括传统的磁共振技术和功能磁共振及磁共振波谱。其中功能磁共振包括灌注成像、扩散成像、局部血容积、局部脑血流和血氧水平依赖性对比度成像。

4. 磁共振分子成像具体应用　主要包括基因治疗成像与基因表达、分子水平定量评价肿瘤血管生成、显微成像、活体细胞及功能性改变等方面。

（三）光学分子成像

1. 光学分子成像原理　利用生物自发光或荧光蛋白及荧光染料，在分子和细胞层面上对载体的特定生物过程进行定性和定量研究。无辐射，对人体无害，可重复曝光。

2. 光学分子成像主要类型　目前主要有多光子成像、近表面共聚焦成像、弥散光学断层成像、表面聚焦成像、表面加权成像、近红外线光学断层成像、紫外线荧光成像和活体内显微镜成像等。

3. 光学分子成像应用　光学分子成像技术已广泛用于各种生物学研究，包括肿瘤学的研究中，实现对肿瘤生长、分布的在体跟踪，快速评价各种治疗方法的疗效。在感染、炎症、心血管疾病及退行性疾病相关的内源性基因产物成像中拥有广泛的应用前景。

（四）超声分子成像

1. 超声分子成像原理　利用微泡造影剂通过血管进入靶组织，观察靶区在组织水平、细胞及亚细胞水平的成像，从而表明病变区组织在分子基础方面的变化。

2. 靶向性造影剂　微泡造影剂具有特定的物理特性，如微共振、非线性振荡等，并在超声的触发下破裂释放，其空化效应能使血脑屏障短暂开放，表现出综合诊断治疗的潜力，是超声分子影像学发展的重要标志。靶向造影剂携带基因和药物，可以定向增加病灶区域的药物浓度，使药效得以提高，并能减少药物全身不良反应。

3. 超声分子成像应用　随着影像技术的进步，超声分子成像不仅用于疾病的诊断，还将疾病的诊断及治疗融为一体。应用靶向造影剂携带特定治疗药物，定向到达靶病灶，能够实现早期药物治疗、基因治疗。在新药的临床研究中，能够验证新型药物的靶标，提高新药质量。

二、分子影像学的基本成像技术及传统成像技术的比较

各种分子成像与传统影像性能比较，见表1-1、表1-2。

表 1-1　各种分子成像与传统影像在探测病灶深度、敏感性及特异性方面的比较

成像方法	空间分辨率	时间分辨率	测量深度	造影剂	主要应用
MRI	$10 \sim 100$ μm	min/h	无限制	钆、镝和氧化铁离子	对比度高，用于表型、生理成像和细胞跟踪的最好的全方位成像系统
CT	50 μm	min	无限制	碘	肺和骨癌成像
超声	50 μm	min	mm	微型气泡	血管和介入成像
PET	$1 \sim 2$ mm	min	无限制	$^{18}F, ^{11}C, ^{15}O$	分子代谢，如葡萄糖、胸腺嘧啶核苷等的成像
SPECT	$1 \sim 2$ mm	min	无限制	^{99m}Tc（亚稳态锝）、^{111}In（铟）	探针，如抗体、肽等的成像
荧光反射成像 FRI	$1 \sim 2$ mm	s/min	<1 cm	荧光蛋白，近红外荧光染料	表面肿瘤分子时间的快速成像
荧光分子层析成像技术 FMT	$1 \sim 2$ mm	s/min	<10 cm	近红外荧光染料	对深部肿瘤靶向标记或"灵活的"荧光染料标记进行定量成像
生物发光成像 BLT	mm	min	cm	荧光素	基因表达，细胞追踪成像
活体显像内显微镜成像	1 μm	s/min	<400 μm	荧光蛋白，发光蛋白，近红外荧光染料	以高分辨率实现上述所有参数成像，但测量深度和范围有限

表 1-2　各种分子影像学技术的信号源、空间分辨、测量深度、敏感性和探针定量比较

成像方法	信号源	空间分辨	测量深度	灵敏度	探针定量
PET	γ 射线	$1 \sim 2$ mm	无限制	$10^{-11} \sim 10^{-12}$ mol/L	ng
SPECT	γ 射线	$1 \sim 2$ mm	无限制	$10^{-10} \sim 10^{-11}$ mol/L	ng
生物发光	可见光	$3 \sim 5$ mm	$1 \sim 2$ cm	$10^{-15} \sim 10^{-17}$ mol/L	mg
荧光成像	可见光	$2 \sim 3$ mm	<1 cm	$10^{-9} \sim 10^{-12}$ mol/L	μg
MRI	放射波	$25 \sim 100$ μm	无限制	$10^{-3} \sim 10^{-5}$ mol/L	
CT	X 线	$50 \sim 200$ μm	无限制	不能测定	不使用
Echo	高频声波	$50 \sim 500$ μm	cm	不能测定	

第四节　分子影像学特点

分子影像学特点为无创、活体、动态、特异。具体来说包括以下 3 点：

1. 分子影像技术可无创地将基因表达、生物信号传递等复杂过程变成直观的图像（可视化），使人们能更好地在分子、细胞水平上了解疾病的发生机制及特征。

2. 能够发现疾病早期的分子细胞变异及病理改变过程。

3. 可在活体上连续观察药物或基因治疗的机制和效果。通常，探测人体分子细胞的

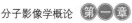

方法有离体和在体两种，分子影像技术作为一种在体探测方法，其优势在于可以连续、快速、远距离、无损伤地获得人体分子细胞的三维图像。它可以揭示病变早期的分子生物学特征，推动了疾病的早期诊断和治疗，也为临床诊断引入了新的概念。

第五节　分子影像学的应用

一、疾病个体化诊断方面

通过对疾病过程中的关键标记分子进行成像，可在活体内直接观察到疾病起因、发生、发展等一系列的病理生理变化和特征。目前主要应用于肿瘤，心血管系统、神经系统等方面疾病的诊断。例如，通过葡萄糖代谢显像能准确了解疾病状态下与正常情况下细胞的糖代谢和活动变化，可以进行：①肿瘤临床分期及治疗后再分期；②肿瘤的良、恶性鉴别诊断；③了解心肌梗死后心肌存活状态。同时，通过基因表达分子显像，可观察其与病变组织过度表达的目标发生 DNA 或 mRNA 的特异性结合过程，显示特殊性癌基因过度表达的癌、定位、组织、定量特异的靶基因。通过脑的神经受体显像可以早期诊断帕金森病（Parkinson disease，PD）及阿尔茨海默病（Alzheimer disease，AD）。

二、监测和评估治疗方面

观察药物作用过程中一些关键的标记分子有没有改变，即可推断这种治疗有无效用。例如通过葡萄糖代谢显像可以判断肿瘤放疗、化疗、生物治疗、靶向治疗等效果，还可以估测肿瘤预后。脑的神经受体显像可以观察 AD 和 PD 的治疗效果。"凋亡显像"通过仪器对活体组织的凋亡细胞进行显像，主要用于心脏移植排异反应监测、肿瘤治疗效果监测、心肌炎与急性心肌梗死评价。

三、药物研发方面

通过设计特异性探针，直接在体内显示药物治疗靶点的分子改变，通过建立高能量的影像学分析系统，可大大加快药物的筛选和开发进程。例如，利用放射性核素标记的放射性药物可以进行新药药动学研究，节约新药研发的时间。

四、基因功能分析以及基因治疗的研究方面

通过设计一系列特异性探针，建立高通量的基因功能体内分析系统，可实时显示目标基因在体内表达的丰度、作用过程，也可在体内观察目标基因的表达效率，直接评价疗效。

五、基础科学研究方面

传统的动物实验方法需要在不同的时间点处死实验动物以获得相应数据，动物处死后就不能进行下一个时间点的连续观察，各时间点处死的动物不同，因而多个时间点得到的实验数据会因个体差异造成误差。相比之下，采用分子影像方法通过对同一组实验对象在不同时间点进行跟踪，记录同一观察目标（标记细胞及基因）的动态变化过程，获得的数据更为真实可信，而且节省了实验时间和实验经费，并能带来前所未有的便捷。

本 章 小 结

分子影像学是在分子水平上进行无损伤的实时成像，了解体内特异性基因或蛋白质表达的部位、水平、分布及持续时间的新兴交叉学科；能直接或间接监控和记录分子或细胞事件的时间和空间分布。分子成像的原理是将制备好的分子探针引入活体组织细胞内，在活体内分子探针与靶分子相互作用，利用先进的成像设备检测分子探针发出的信息，经计算机处理后生成活体组织的分子图像、功能代谢图像或基因转变图像。分子影像成像基本条件：①合适的分子探针；②生物信号放大；③敏感、快速、高分辨的成像技术。分子影像成像根据探针及成像仪器分为核医学、MRI、荧光和超声分子成像。分子影像学特点：无创、活体、动态、特异。分子影像学可应用于：观察疾病的起因、发生、发展等一系列的病理生理变化和特征；观察药物治疗的效果；设计特异性探针直接在体内显示药物治疗靶点的分子改变，通过建立高能量的影像学分析系统，大大加快药物的筛选和开发；通过设计特异性探针，建立高通量的基因功能体内分析系统，可实时显示该基因在体内表达的丰度、作用过程，也可在体内观察目的基因表达效率，直接评价疗效；临床前研究。

? 思考题

1. 分子影像学定义是什么？
2. 分子成像的原理是什么？
3. 分子影像成像基本条件有哪些？
4. 分子影像成像的特点有哪些？
5. 分子影像成像有哪些方面的应用？

（王雪梅　杨小丰）

第二章　分子成像技术

学习要求

1. 掌握

（1）PET 和 SPECT 成像的基本条件。

（2）MR 常规成像序列及其成像类型。

（3）光学成像的原理。

（4）PET/CT、PET/MR 和 SPECT/CT 成像的原理。

（5）超声、CT 成像的定义。

2. 熟悉

（1）SPECT 和 PET 成像的原理及特点。

（2）MR 功能成像的原理及特点。

（3）光学成像的条件。

（4）PET/CT、PET/MR 和 SPECT/CT 成像的特点。

（5）各种成像的原理。

3. 了解

（1）SPECT 和 PET 成像的发展史。

（2）MR 成像的发展史。

（3）光学成像的特点及发展史。

（4）PET/CT、PET/MR 和 SPECT/CT 成像的发展史。

（5）各种成像的特点、发展史。

第一节　PET 和 SPECT 分子成像

一、PET 成像技术

正电子发射计算机断层成像（positron emission tomography，PET）是非常成熟的临床分子影像技术之一，与单光子发射计算机断层成像（single-photon emission computerized tomography，SPECT）一起组成现代主要的核医学影像技术。20 世纪 60 年代后半期，Ter-Pogossian、Phelps 和 Hoffman 等设计出探测正电子的平面扫描机，并于 1975 年制造出最早的 PET 断层成像原型机。1990 年开始 PET 在发达国家逐渐成为重要的影像学诊断工具。

我国于 1995 年由山东淄博万杰医院引进国内第一台 PET，随着国内经济的迅速发展，国内装机数量大幅度增加，尤其是 PET/CT。2010 年以后，国内 PET/CT 的研发和市场推广发展迅速，如联影、东软、赛诺联合等厂商逐步出现。

（一）原理

PET 成像是将发射正电子的核素探针引入体内，其发射的正电子经湮灭辐射转换成能量相同、方向相反的两个 γ 光子，由体外 PET 的成对符合探测器采集后经计算机重建得到 PET 断层图像，来显示正电子核素在体内的分布情况。PET 成像的基本原理主要有正电子符合探测、电子准直、正电子探测的极限制约、随机符合和散射符合等。

1. 正电子符合探测 符合探测（coincidence detection）是一种不需要准直器，而是采用符合电子准直来探测 γ 光子的方式。在正电子湮灭辐射中产生的两个互成 180° 能量均为 511 keV 的 γ 光子，几乎同时被探头中对称位置的两个探测器所探测，每个探测器接受到 γ 光子后产生一个电脉冲，电脉冲信号输入到符合线路进行符合甄别，挑选真符合事件（true coincidence event）。

2. 电子准直 上述的这种利用湮灭辐射的特点和两个相对探测器输出脉冲的符合来确定闪烁事件位置和时间的方法即为电子准直。电子准直省去了铅制准直器的存在，利用了一部分被阻挡的 γ 光子，可以大幅度提高探测效率，避免了准直器对灵敏度、分辨率及均匀性造成的不利影响。

3. 正电子探测的极限制约 正电子湮灭辐射中粒子能量的变化导致 511 keV 的 γ 光子在探测视野内产生约 4‰ 弧度的不确定性偏离。另外，基于 γ 光子传输速度是以光速进行，正电子发射位置与湮灭辐射的发生点之间会存在 1~3 mm 间距。基于以上两个不利因素致使 PET/CT 的分辨率存在极限值制约。PET 中的飞行时间（time of flight，TOF）技术就是用来校正 γ 光子到两端准直器的时间差。

4. 随机符合和散射符合 理想状态下，正电子符合探测是同时探测所发生的真符合事件，但在实际探测中会存在时间差异，也就是符合线路的分辨时间。通常设定适当时间间隔［符合窗（coincidence windows）］内探测到的两个 γ 光子才被认为来自于同一湮灭事件而采集利用，通常符合窗 ≤15 ns。一个符合窗内来自于两个不同湮灭辐射产生的符合称为随机符合（random coincidence）。另外，γ 光子在飞行过程中产生康普顿散射，由于电子相互作用改变了电子动能和飞行方向，这时发生的不同来源的符合探测被接收称为散射符合，必然会给图像重建带来错误信息。

（二）成像条件

1. PET 成像设备 PET 的基本结构是由探测器、数据处理装置（后处理计算机及相关软件程序等）、显示/记录装置、机架和检查床五大部分组成。其中，探测器是 PET 成像最重要的部分，它是由晶体、光电倍增管（photomultiplier tube，PMT）以及电子线路组成。

PET 的探测器中晶体和 PMT 是其核心部件，常用的探测器结构组合多为 4 个 PMT 与

64 个晶体块组合（4×64）为一个单元，而且 PMT 与晶体数量比值决定 PET 的系统性能，比值越低，性能越好。探测器的质量决定了 PET 性能，如是否具有高探测效率、短符合分辨时间、高空间分辨率、高可靠性和稳定性等。一般是将若干探测器环状排列安装于具有保护和光屏蔽作用的外壳内，构成 PET 的探头。探测器环数越多，探头的轴向视野越大，一次扫描可获得的断层面也越多。目前，常用晶体有 3 种，如锗酸铋、掺铈的氧化正硅酸镥和掺铈的氧化正硅酸钇镥，其性能各有千秋。PET 的电子学系统包括信号放大器、采样保持、模数转换、能量及时间甄别、符合地址识别、数据存储等电子学线路。其功能在于将 PMT 输出的电脉冲（电信号）放大，准确识别真符合事件的符合地址，并将电信号转换成数字化信息进行存储和处理。

2. PET 成像探针 PET 成像离不开核素成像探针（也称为显像剂）。能发射 β^+（正电子）的核素称为正电子核素或 PET 成像探针。PET 成像探针发射的正电子在其射程终点与负电子经湮灭作用而同时发射两个能量均为 511 keV 且方向相反的 γ 光子，被体外的成像探头所探测，并精确定位于体内某一位置，这也是 PET 成像的基础。目前，PET 成像探针主要通过回旋加速器产生一定能量的带电粒子（质子或氚核）轰击靶材料生产或者通过发生器淋洗获得，然后通过放射化学手段将核素标记在不同化学结构上，得到 PET 成像探针可供临床或医学研究使用，属于诊断用放射性药物。

目前，临床 PET 最常使用的正电子核素 ^{18}F、^{11}C、^{13}N 以及固体靶核素 ^{64}Cu 等都是通过回旋加速器生产，^{68}Ga 等核素通过核素发生器生产，最具代表性的 PET 成像探针是 ^{18}F- 脱氧葡萄糖（^{18}F-fluorodeoxyglucose，^{18}F-FDG）。PET 成像探针详见第 3 章第 1 节。

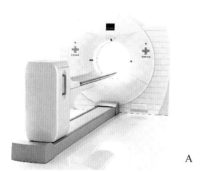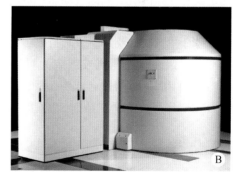

图 2-1　PET 成像及其探针制备设备示意图（A. PET；B. 回旋加速器）

（三）成像特点

PET 成像是一种全身定量生物化学成像，具有活体分子成像、定量分析、高灵敏度和高空间分辨率、全身三维融合成像等特点。与 CT 或 MRI 影像结合，这种多模态融合影像可对疾病做到定性、定量、定位及定期的"四定"诊断要求。

1. 活体分子成像 PET 成像是显示活体组织、脏器内生物化学状态的成像技术，是以病变组织与周围正常组织器官的显像剂分布差别为基础的分子成像。而显像剂聚集量的多少又与其血流量、细胞功能、细胞数量、代谢率和排泄引流等因素有关。结合 CT 成像既可显示脏器和组织病变的解剖结构信息，也可提供其血流、功能、代谢和排泄等方面的信息；甚至可观察到分子水平代谢和化学信息变化，可在疾病的早期尚未出现形态结构改变时诊断疾病。

2. 定量分析　依据 PET 相对完善的各种校正功能，可对探测的局部病变的显像剂分布情况，进行相对的定量和半定量分析。另外，动态成像方式，使脏器、组织和病变的血流和功能等情况得以动态显示，根据系列影像的相关数据可获得多种功能参数的定量分析。这些定量分析数据不仅可提供疾病更为早期的表现，而且有利于疾病的随访和疗效观察。

3. 高灵敏度和高空间分辨率　PET 成像本质上是建立在放射性药物与靶器官或靶组织特异性结合基础之上的。良好的探测器固有分辨率和 CT 影像设备的融合是高灵敏度和高空间分辨率的保证；同时，也提供解剖和功能的影像，这是有别于其他影像诊断的关键所在。

4. 全身三维融合成像　PET 成像能一次获得全身三维断层影像，显示全身各个部位的生物化学分布情况，在临床各领域得到应用和认可，特别适合于肿瘤等全身性疾病的诊断与分期。与 CT 结合的融合影像，将功能图像和解剖图像完美融合，这种 PET/CT 多模态影像技术在临床上获得极大成功，目前几乎不再单独进行 PET 成像。另外，PET 与 MRI 设备的融合也已经进入临床使用，详见本章第 4 节内容。

二、SPECT 成像技术

单光子发射计算机断层成像（single photon emission computed tomography，SPECT）是 γ 照相机与电子计算机技术相结合的核医学成像设备，是目前应用最普及、最广泛的核医学影像设备。1957 年由 Anger 及其同事研制成功第一台 γ 照相机，又称 Anger 照相机。1970 年由只能进行平面成像的 γ 照相机发展成为可以实现断层成像的 SPECT，1991 年 Hasegawa 和 Lang 等将 SPECT 和 CT 同机融合成像，SPECT/CT 一体机得到飞速发展，逐渐在市场推广应用。1998 年 GE 公司 Hawkeye 系列 SPECT/CT 一体机实现了正电子符合线路成像。

（一）原理

SPECT 成像是将能发射 γ 射线的放射性核素或其标记物引入体内，由体外 SPECT 采集放射性核素探针在体内摄取、代谢、分布的过程，经计算机处理，获得靶器官局部横断、冠状、矢状或任一角度的三维影像和全身二维影像。继而得到相应靶器官的定性、定量及定位信息，用来反映人体组织器官的功能和代谢影像，为临床提供功能代谢方面的诊断信息，有别于 CT、MRI 等解剖结构影像。根据采集方法不同，SPECT 可以完成静态成像、动态成像、全身成像和断层成像。

（二）成像条件

1. SPECT 成像设备　SPECT 的基本结构是由探头、数据处理装置（后处理计算机及相关软件程序等）、显示/记录装置、机架和检查床五大部分组成（图 2-2）。SPECT 是在 γ

照相机的基础上发展起来的核医学影像设备，它实际上是在一台高性能γ照相机的基础上增加了探头旋转功能和图像重建计算机软件，利用计算机把探头围绕躯体旋转采集到的多角度、多方位的一系列平面影像，重建处理后获得各种断层影像。

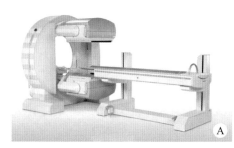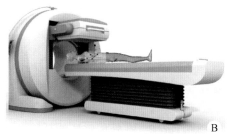

图 2-2　SPECT 成像设备 ［A. 双探头；B. 单探头（含探头）示意图］

探头是 SPECT 的核心部件，由准直器、晶体、光导、光电倍增管（PMT）、模拟定位计算电路组成。其中，晶体是最关键的部分，目前基本上都采用 NaI（Tl）晶体，其作用是将入射的射线转换成荧光光子。根据探头数目分为：单探头 SPECT、双探头 SPECT、三探头 SPECT 和双探头符合线路断层成像仪，其中双探头 SPECT 最为常用。机架部分由机械运动组件、机架运动控制电路、电源保障系统、机架操纵器及其运动状态显示器等组成，它和检查床的稳定对于保证图像质量非常重要，因此对机架的稳定性和床板材质都有很高的要求。

2. SPECT 成像探针　SPECT 的成像探针主要是钼锝发生器生产的^{99m}Tc 及其标记的放射性药物。Tc 的化学性质活泼，易于标记；^{99m}Tc 发射的射线能量为 140 keV，属低能γ射线，半衰期较长，获得的图像质量较高。SPECT 成像探针详见第 3 章第 1 节。

（三）成像特点

1. 功能分子成像　SPECT 成像和 PET 成像一样，可以实现活体脏器、组织和病变部位等生物化学分布成像的技术，以其与周围正常组织的核素探针分布差别为基础，为临床提供在疾病的早期分子和功能改变的信息。

2. 采集方式多样　SPECT 的图像采集方式根据检查目的和器官的不同，分为静态采集、动态采集、门控采集、全身采集、断层采集和门控断层采集等。具体需要何种采集方式，需要对患者所患疾病进行充分的了解，然后依据临床诊断选择合适的采集方式满足其需求。

3. 高灵敏度和高空间分辨率　SPECT 在图像重建之前进行 X 线扫描作为衰减校正的穿透源来进行校正，有效消除衰减所引起的误差，包括均匀衰减校正和非均匀衰减校正。在获得解剖和功能影像的同时，也是高灵敏度和高空间分辨率的保证。

4. 局部三维融合成像　SPECT 成像能一次获得全身二维平面影像，在进行局部成像时，既可以获得二维平面影像，也可以获得三维断层成像，来显示全身和局部的生物化学分布情况。与 CT 结合的融合影像，可以与局部的功能图像和解剖图像完美融合，这种 SPECT/CT 多模态影像技术在临床上获得极大成功，SPECT/CT 融合成像得到临床各领域的青睐和认可，详见本章第 4 节内容。

第二节　MR 分子成像

一、原理

磁共振成像（magnetic resonance imaging，MRI）是对人体组织中的原子有序排列（氢原子最常用）进行成像，在外加磁场的环境中，通过施加特定频率的射频脉冲，实现氢原子核的共振，完成激发和接收信号，再通过后处理获得图像。MRI 可以提供多序列、多参数、多时相、高分辨率的结构、功能和代谢图像，对于神经系统、腹部、盆腔及骨关节疾病均有重要价值。

1. 磁共振现象　人体内有许多氢质子，平时的状态是无序排列，因此不具有磁性。当人体置于均匀的外加磁场时，这些杂乱无章、漫无方向排列的氢质子开始重新有序地排列，产生一个新的磁矩，使人体处于磁化状态。给予适当的射频脉冲，氢质子获得能量受到激发，磁矩由与主磁场平行的 Z 轴向 XY 平面发生偏转，纵向磁化矢量不断缩小为零，横向磁化矢量不断增加为最大值；射频磁场中断，激发过程结束。弛豫随之开始，横向磁化矢量逐渐衰减为零，纵向磁化矢量不断增加恢复到原先排列的平衡位置上，在回返的过程中，释放的能量以无线电波的形式发射，通过接收线圈检测出来，就是呈指数衰减的 MR 信号。这个信号就是 MR 成像的基础。

2. 弛豫与弛豫时间　激发态的氢质子释放能量并回返到原先热平衡状态的过程称为弛豫，其所需要的时间称为弛豫时间。射频脉冲停止后纵向磁化矢量缓慢恢复到其最初值称为纵向弛豫；横向磁化矢量衰减到零，称为横向弛豫。纵向弛豫时间（T_1）被定义为纵向磁化矢量从零到达其最大值 63% 所需要的时间（图 2-3A）；横向弛豫时间（T_2）被定义为横向磁化矢量衰减到其最大值 37% 所需要的时间（图 2-3B）。

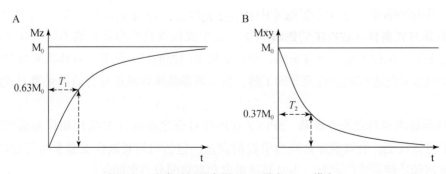

图 2-3　弛豫时间示意图（A. 纵向；B. 横向）

二、成像条件

（一）MR 成像设备

MR 的成像系统包括 MR 信号产生数据采集处理及图像显示两部分。磁共振设备主要由磁体系统、梯度系统、射频系统、计算机和图像处理系统组成。

1. 磁体系统 磁共振成像的磁体分为 3 类，即永磁型、常导型、超导型。主磁体直接关系到磁场强度、均匀度和稳定性，并影响 MR 的图像质量。

2. 梯度系统 包括基本轴线（X、Y、Z）3 组梯度线圈和相应的放大器，产生梯度磁场。3 个梯度场中其中一个作为层面选择梯度，另外两个分别作为频率编码与相位编码，梯度系统是磁共振的核心之一。它的作用是：空间定位；确定扫描层厚；提高扫描速度。

3. 射频系统 射频脉冲的产生是靠射频系统发射，其场强与主磁场相比微不足道。射频系统的作用是使磁化的氢质子吸收能量产生共振，在弛豫过程中释放能量并发出 MR 信号，它主要由发射与接收两部分组成。

4. 计算机和图像处理系统 其设备主要包括：用于数据处理及图像重建的阵列处理机、用于储存字节和数据传输的磁盘、存储图像和原始数据的光盘、后处理器、图像存储显示器以及操作台等。

（二）MR 脉冲序列

脉冲序列就是具有一定带宽、一定幅度的射频脉冲与梯度脉冲的有机组合。

1. 脉冲序列参数的定义

（1）重复时间（repetition time，TR）：是指第一次射频脉冲出现到下一周期同一脉冲出现时所经历的时间。TR 是扫描速度的决定因素，也是图像对比度的主要控制因素。

（2）回波时间（echo time，TE）：是指从第一个射频脉冲开始到回波信号产生所需要的时间，TE 和 TR 共同决定图像的对比度。

（3）反转时间（time of inversion，TI）：在反转恢复序列中，180° 反转脉冲与 90° 激励脉冲之间的时间间隔。反转恢复脉冲序列主要是检测组织的 T_1 特性，因此 TI 的长短对最终的图像和信号对比度都有很大影响。

（4）扫描矩阵（matrix）：一是规定了图像的行和列，二是限定扫描层面中像素的个数。在其他参数不变的情况下，矩阵越大，分辨率越高。

（5）扫描野（field of view，FOV）：指扫描的解剖区域。

2. 常用脉冲序列 脉冲序列是 MRI 技术的重要组成部分，它控制着系统施加射频脉冲、梯度和数据采集的方式，并由此决定图像的加权、图像质量以及对病变显示的敏感性。

（1）自旋回波序列（spin echo，SE）：SE 序列是 MRI 最基础的序列，标准 SE 序列由一个 90° 射频激发脉冲与一个 180° 聚焦脉冲组成。SE 序列主要优点是图像质量高，可获得对病变显示敏感的真正 T_2WI，缺点是扫描时间长。

（2）反转恢复序列（inversion recovery，IR）：是在常规 SE 序列 90°射频激发脉冲之前施加一个 180°翻转恢复脉冲，经过一定时间间隔 TI，进行 SE 序列成像。IR 序列主要用于获取 T_1WI 以显示解剖结构。其优点是提高组织 T_1 对比度，信噪比高，缺点是扫描时间长。常见的 IR 序列包括液体衰减反转恢复脉冲序列（fluid attenuated inversion recovery，FLAIR）和抑制脂肪信号的短时间反转恢复序列（short time inversion recovery，STIR）。

（3）梯度回波序列（gradient echo，GRE）：使用一次小角度脉冲激发后，有相当多的纵向磁化被保留，TR、TE 明显缩短，成像速度更快，可用于快速扫描。

（4）回波平面成像（echo plane imaging，EPI）：EPI 是目前成像速度最快的技术，它是在一次 TR 期间完成全部 K 空间的数据填充，从而达到最快的扫描速度。其最大优点是扫描速度快、图像质量高，缺点是对磁场的不均匀性非常敏感。

3. 特殊磁共振功能成像

（1）磁共振波谱成像（magnetic resonance spectroscopy，MRS）：不同电化学环境下原子核的共振频率发生偏移（化学移位），经过傅立叶变换后，形成按频率–信号强度分布的谱线，再通过频率产生的信号强度来判断该物质的浓度。MRS 是目前唯一能非侵入性测定活体化学代谢物质改变的技术，可以观察体内能量代谢和病灶代谢状况的变化，提供关于疾病的诊断信息。MRS 检查代谢产物包括：胆碱、肌酸、N-乙酰天冬氨酸、脂质、乳酸盐等。

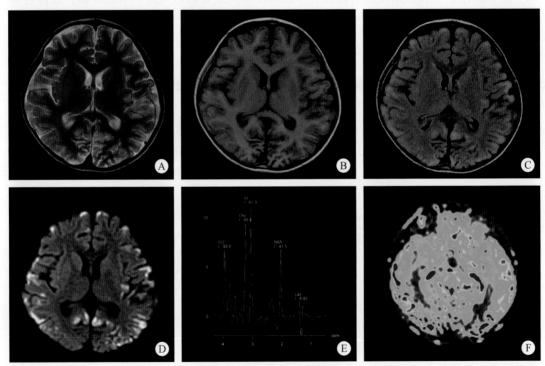

图 2-4 线粒体脑病 MR 图像

线粒体脑病 MR 图像，皮层萎缩：双侧额、顶、枕叶皮层呈长 T_1、长 T_2 信号，DWI 及 FLAIR 均呈高信号，MRS 示肌酸、乳酸峰增高，3D ASL 示皮层高灌注。（A. 轴位 T_2WI；B. 轴位 T_1WI；C. 轴位 T_2 FLAIR；D. 轴位 DWI；E. MRS；F. 3D ASL）

（2）动脉自旋标记（arterial spin labeling，ASL）：动脉自旋标记示踪法基于示踪剂可以从血管内向组织间隙自由扩散的理论假设，是利用动脉血的水质子作为内源性示踪剂，反映肿瘤的微血管分布及血流灌注情况。ASL 技术最广泛的临床应用是脑部，尤其是脑肿瘤、脑血管疾病。

三、成像特点

1. 灰阶成像和多参数成像

（1）灰阶成像：MRI 是重建的灰阶图像。人体正常器官组织与病理组织的 T_1 弛豫时间、T_2 弛豫时间、质子密度是相对固定而又有一定差别的。这种差别引起 MR 信号强度的不同，在影像上表现为黑白不同的灰阶，它代表的是组织的 T_1、T_2 和质子密度的不同。

（2）多参数成像：通过选择不同的扫描序列与多种成像参数可获取不同的加权像。主要反映组织 T_1 特征的为 T_1WI；主要反应组织 T_2 特征的为 T_2WI；主要反映组织质子密度特征的是 PDWI。

2. 血流成像 在血管中以一定的方向和速度流动的血液中的质子，接受脉冲后受到激发，脉冲中止后，快速流动的质子已经离开受检层面，因此接收不到信号，这一现象称之为流空效应，这就是 MRI 不用对比剂即可使血管显示的基础。

3. 三维成像 三维成像使病变定位更加精确，有利于病变的定性诊断。MRI 检查可以在患者体位不变的情况下直接进行任意方位的扫描，如冠、矢、横、斜位。

第三节　光学分子成像

一、原理

光学分子成像（optical molecular imaging）是将光学和分子影像学有机结合的新兴学科，是开展活体生命过程研究的主要手段之一，它利用生物自发光或荧光染料对特定的生物过程进行成像，从而在分子和细胞层面上实现对载体特定生物过程的定性和定量研究。根据光学信号产生的方式通常可以将光学成像分为生物发光成像（bioluminescence imaging，BLI）和荧光成像（fluorescence imaging，FI），见图 2-5。

1. 生物发光成像 生物发光是生物体内的自发荧光，通过生物化学反应过程中释放的能量转化为单一波长的光子，它不需要外加激发光源。生物体内产生生物发光反应需具备两个基本物质：一是发光的底物（荧光素），二是催化该底物进行生化反应发光的物质（荧光素酶），如萤火虫、深海发光鱼类等。利用这一特性，人们通过将荧光素酶的基因整合到细胞染色体 DNA 上使其表达荧光素酶，外源注射底物（荧光素）被荧光素酶催化而产生生物光信号，被体外荧光显微镜探测而实现生物发光成像（图 2-5A）。

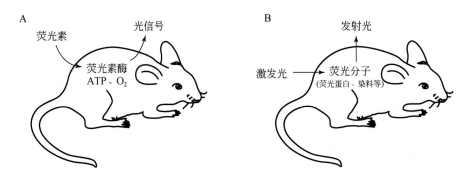

图 2-5　光学成像示意图（A. 生物发光成像；B. 荧光成像）

2. 荧光成像　荧光成像的光信号来源依赖于荧光报告基因（如荧光蛋白）、荧光染料或纳米荧光材料的标记，以外部光源激发其原子核外层电子，从而释放出一定波长的光子。荧光报告基因的标记指的是用遗传学的方法操纵细胞合成绿色荧光蛋白（green fluorescent protein，GFP）等荧光蛋白，即利用 DNA 重组技术，将目的基因与 GFP 基因构成融合基因，转染合适的细胞进行表达；而荧光染料和纳米荧光材料的标记则通常是在体外利用人工合成手段将荧光染料或纳米荧光材料与靶向探针分子通过化学键进行连接。在完成荧光标记之后，将荧光分子探针引入生物体内，选择特定波长的激光对荧光分子进行激发，使其吸收入射光产生能级跃迁（基态跃迁到激发态），因激发态的电子不稳定逐渐回落到基态，并释放出一定波长的发射光，被体外荧光显微镜捕获而成像（图 2-5B）。

二、成像条件

（一）光学信号分子

1. 生物发光分子　在生物发光成像中，荧光素酶催化荧光素分子在腺苷三磷酸（adenosine triphosphate，ATP）和 O_2 存在的条件下进行氧化反应，从而产生生物发光。目前常用荧光素酶有：海肾荧光素酶和萤火虫荧光素酶，且各自有相应的荧光素底物；其中，后者发光的波长较前者更长，更易透过生物组织，而且前者在体内的代谢比后者快，故萤火虫荧光素酶与其底物进行生物发光成像研究应用较为广泛。

2. 荧光分子　在荧光成像中，荧光信号来源于被激发的荧光蛋白、荧光染料和荧光纳米材料等物质。荧光蛋白主要有：绿色荧光蛋白（GFP）和红色荧光蛋白（red fluorescent protein，RFP）。荧光染料有：羰花青染料吲哚菁绿、异硫氰酸荧光素、近红外花青染料、罗丹明染料等。荧光纳米材料有：量子点、碳点、稀土发光纳米材料等。然而，绝大部分荧光染料和荧光纳米材料对人体都是有一定生理毒性的，吲哚菁绿是少数被美国 FDA 批准应用于临床的荧光染料之一。

（二）光学成像系统

1. 生物发光成像系统 生物发光成像系统的组成主要包括电荷耦合器件（charge coupled device，CCD）镜头、成像暗箱以及用来控制仪器、处理图像的软件系统。其中，CCD是一种半导体装置，能够把光学影像转化为数字信号而进行存储和后处理，要求具有极高的灵敏度和量子效率，是重要的成像组成部分；成像暗箱能屏蔽外界一切光源，保证CCD所检测到的光信号全部由被测物发出。

2. 荧光成像系统 荧光成像与生物发光成像一样，都需要CCD镜头、暗箱以及软件系统，另外还需要配备激发光源用于激发荧光分子。由于普通的荧光穿透能力较弱，而近红外区间的荧光具有更好的生物成像性能，故出现了许多用于近红外线光学成像的设备，如光学相干断层成像（optical coherence tomography，OCT）、荧光介导分子断层成像（fluorescence molecular tomography，FMT）、荧光反射成像（fluorescence reflectance imaging，FRI）等。

三、成像特点

光学成像技术以其独特的优势在分子影像领域中占据着重要的位置，其优点主要有：①无创无辐射的分子影像技术；②成像设备成本较低且操作简便；③光学分子探针特异性强、灵敏度高且易于标记；④可在活体水平连续动态观测生物体内基因和细胞的活动等。但同时其自身也存在一些不足，如：①生物组织对光学信号具有较高的离散特性，导致光学成像空间分辨率较低；②受波长限制，光信号在生物体内的穿透能力较差；③难以获得生物组织的解剖定位信息；④仅用于局部平面影像，实现断层成像较为困难。

利用可见光成像实现了对宏观和微观世界的可视化，让我们不仅可以观察到单细胞的微细结构，而且光学分子探针的应用和光信号探测技术的发展实现了基因表达水平成像和在体成像技术的进步。血红蛋白和细胞色素在特定近红外光区域的吸收相关研究及近红外光谱技术的创建，为光学成像技术的发展奠定了基础。20世纪末，随着分子影像学和分子生物学的发展，利用分子标记物的光信号追踪生物体内的生物学过程，促进了在体分子影像技术的长足发展。目前光学成像技术主要应用于生命科学基础研究领域，特别是临床转化医学研究；在临床上，该技术已应用于手术导航，如癌症的前哨淋巴结活检、融合内窥镜及腹腔镜促进微创手术等。

第四节 多模态分子成像

一、PET/CT成像技术

PET/CT由Townsend等首先研制成功。1998年，第一台专用PET/CT的原型机安装并运行于匹兹堡大学医学中心，证实了 PET/CT 的可行性和临床应用潜力。2000 年 10 月，美国食品药品管理局（Food and Drug Administration，FDA）批准由 Siemens 和 CTI 推出商业化 PET/CT，商用 PET/CT 开始快速发展。

PET/CT 是将 CT 的高分辨解剖信息与 PET 的细胞代谢、受体、酶、基因表达等功能信息有机结合在一起的先进影像设备，能够为临床提供解剖结构基础上的代谢、受体、酶和基因表达信息，从蛋白质和基因的水平研究和探讨疾病发生及发展的规律。因此，在肿瘤、神经系统及心血管系统等疾病中有着广泛的应用。除此之外，还可实现用定量或半定量方法来测定活体内生理和药理参数，而采用示踪量的 PET 药物不会产生药理毒副作用。但是，PET/CT 影像是根据细胞对葡萄糖、氨基酸等的代谢能力、氧的利用率、局部血流量的情况进行诊断的，炎症细胞、结核细胞的代谢如无特异性核素探针，可产生假阳性。

（一）原理

PET 检查是一种功能性成像，CT 是基于物质密度显示解剖学特征成像，PET/CT 将两种设备同机融合，突出各自优点，弥补各自不足（图 2-6）。其原理是在一个机架的前部安装 CT 成像装置，后部安装 PET 成像装置，构成一体化设备，使用同一个检查床和同一个图像处理工作站。患者检查时，检查床首先进入 CT 视野进行 CT 成像，获得 CT 图像后检查床移动到 PET 视野，再进行 PET 成像，然后两种设备所获得的图像传至后处理工作站，通过软件精确融合在一起。

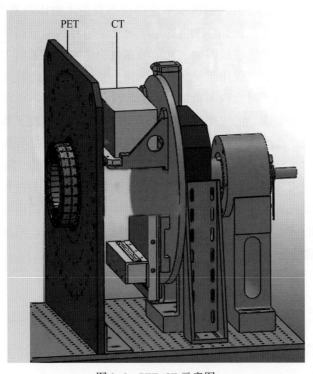

图 2-6　PET/CT 示意图

（二）特点

PET 采集获取分子代谢特征的图像，因缺乏解剖信息往往不能精确判断病灶的位置和边界，限制其作用的发挥；同时 PET 还需要另外采用放射性核素源进行衰减校正，校正方法复杂，成本较高。CT 基于物质密度成像，能准确获得有无病变、病变的数目、位置、形态等解剖学特征，但缺乏功能方面信息。PET/CT 一体机中 CT 完美解决 PET 的定位及衰减校正问题。通过检查首先获得的 CT 图像可对 PET 采集的数据进行衰减校正，然后再重建出 PET 断层图像，最后将 CT 和 PET 图像融合在一起，这种精确融合的图像解决了 PET 成像解剖位置定位不清和 CT 检查缺乏代谢信号的矛盾。两种检查时间间隔非常短，所以 CT 的解剖图像和 PET 的功能代谢图像可以通过软件精确融合在一起。两种检查间取长补短，密切结合，其意义远远大于 PET 和 CT 设备的单独成像。

二、PET/MR 成像技术

PET 与 MR 一体机的构想最先于 20 世纪 90 年代中期提出，甚至早于 PET/CT 融合技术。虽然 PET/MR 具有应用前景，但 PET/MR 一体机的研发过程却是相对缓慢，其原因在于 PET 与 MR 图像完全融合存在 PET 探头与 MR 磁场兼容、PET 图像衰减校正以及 PET/MR 系统结构设计等问题。随着科学技术的发展及科研人员的不懈探索，PET 与 MR 融合的关键技术难题得以部分解决。2006 年，西门子公司首先展示了 PET/MR（脑 PET）一体机采集的人脑图像，自此 PET/MR 正式开始进入临床。

PET/MR 没有放射学相关检查，如 X 线平片、CT 等带来的 X 线辐射伤害。在肿瘤、神经系统、心血管系统三大领域做到了真正意义上的强强联合、优势互补，可以完全放心应用于健康人群体检，使检查真正做到了健康安全无创。临床主要应用于儿童肿瘤、心血管疾病，早老性痴呆、癫痫、帕金森病等本身没有明显结构改变的神经系统疾病，也可借助它提前进行诊治。但是，PET/MR 诊断正确性尚无广泛证明，基于 MR 数据的 PET 衰减校正仍是技术难题。同时我们也相信 PET/MR 必将成为一种非常有价值的临床诊断方法，并对现代和未来医学模式产生革命性的影响。

（一）原理

随着 PET/CT 的广泛应用，CT 与 PET 相结合的缺点逐渐暴露，如软组织分辨率差、高剂量 X 线辐射等，其缺点很大程度上是由 CT 造成。鉴于上述因素，影像设备研发人员将目光转向 MR 与 PET 一体机的研发。由于目前 PET 探测器上的光电倍增管在 MR 的强磁场环境下无法正常工作，并对磁场产生影响，将两种仪器真正融合尚有赖于 PET 探测器设计技术的发展和改进。

目前，PET/MR 的设备分为 3 种模式：异室布置 PET/MR 系统、同室布置 PET/MR 系统和同机融合 PET/MR 系统。异室布置 PET/MR 系统是两套独立系统，有一套公用患者运送和支持系统将它们连接起来以保证患者体位在两次检查间不发生位移，检查图像通过软件融合。同室布置 PET/MR 系统，PET 和 MR 布置在同一扫描室，要求扫描室同时具有 MR 扫描室的射频屏蔽性能、磁屏蔽性能和 PET 扫描室的放射预防屏蔽性能。基于光电倍增管探测器和常规电子学系统的 PET 机架一般需要置于 MR 磁场的 0.5 高斯线以外，以保证两套系统互不干扰的正常运行。

同机融合 PET/MR 系统是 MR 系统与 PET 系统的同机和同中心复合设计，可实现 PET 和 MR 同步扫描（图 2-7）。同机融合 PET/MR 系统以超导 MR 为基础进行复合设计，PET 系统由内置于磁体腔内的 PET 探测器环系统和设置在磁体外部安全区域的电子学系统及连接两者的电缆组成。因此，MR 磁体腔的直径越大，其所能容纳的内置 PET 探测器系统的有效内径也就越大。

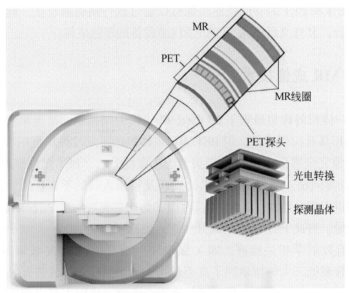

图 2-7　PET/MR 成像示意图

（二）特点

PET/MR 没有附带其 CT 的透射衰减校正源，其 PET 图像的衰减校正是通过 MR 图像来实现的，具体是通过对 MR 图像的分割、按不同组织类型指派衰减系数、计算衰减校正因数等途径实现。PET 图像揭示人体内部的分子代谢活动，但是图像解剖结构不清楚。而 MR（特别是高分辨的 MR）可清晰显示人体组织的解剖结构，当 PET 图像与 MR 图像进行融合后，可以从根本上解决 PET 图像显示解剖结构不清楚的缺陷，将检测部位的生化信息、功能信息和解剖结构信息同时显示在一张图像上对比诊断，大大提升了 PET 成像的临床应用效果。

三、SPECT/CT 成像技术

1991 年，旧金山大学的 B. H. Hasegawa 和 T. F. Lang 等最早探索 SPECT 和 CT 的双功能

医学成像原型机。1996年，Blankespoor等首先报告GE SPECT/CT设备在心肌灌注成像中的应用。1998年，GE Hawkeye系列SPECT/CT成功商业化。随后，SPECT/CT开始飞速研制和发展，近10年在医学影像核医学SPECT系列市场上逐渐独占鳌头。

疾病的发生与发展一般都会经历从生物学变化、代谢异常到形态学改变的过程，传统的CT等影像学检查处于密度分辨率高、定位准确地发现"形态学改变"这一阶段，故尚不能达到我们提倡的"早期诊断"的目的；SPECT检查虽然主要是对疾病的"代谢异常"阶段进行诊断，但是其影像缺乏对病变部位的准确定位。SPECT/CT一次成像能同时获得SPECT与CT两者的图像，既发挥了两者的优势，又有效地弥补了两者的不足，全面显示了医学影像学对疾病定位（病变部位）、定性（形态和功能改变）、定量（量化指标）及定期（疾病分期）诊断的作用。SPECT/CT临床应用较广泛，对全身多系统均有较好的诊疗价值。

（一）原理

SPECT/CT成像设备是集SPECT和CT两种设备于一个机架中，患者检查时可以同时获得这两种检查各自的影像，以及两者的融合影像，能同时获得分子及功能信息和更加清晰的解剖结构信息（图2-8）。另外，根据CT产生的水平断层图计算出一组用于组织衰减校正的图，然后传输至SPECT采集数据库并对其进行重建，作为SPECT影像的组织衰减校正。

常规成像过程：患者平卧于检查床上，首先做X线平扫，并确定扫描范围，随后检查床自动进入起始位置，连续旋转扫描获得多层CT数据；CT扫描完成后，检查床返回到起始位置进行相同局部SPECT断层扫描。扫描结束后，首先重建CT采集数据，再与SPECT数据重建完成衰减校正，并获得SPECT/CT融合影像。

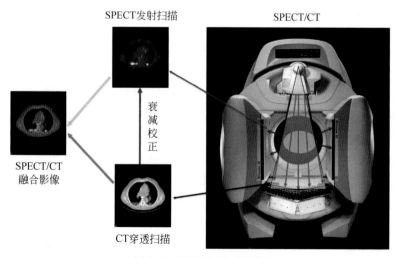

图2-8 SPECT/CT示意图

（二）特点

1. 融合影像 SPECT显示体内脏器和病灶的功能信息，与CT提供的解剖信息完美重建于一起构成图像融合，可以将有价值的功能、代谢、生化信息与精确的解剖结构信息结合在一起，给临床医生提供疾病精准诊断。图像融合分为软件融合和硬件融合，前者属于异机图像融合，后者才是真正的同机（SPECT/CT）图像融合；随着硬件融合技术的发展，真正实现了解剖与功能影像的实时融合，既为临床提供了精准的诊断依据，也极大地促进了核医学的发展。

2. 符合线路　符合线路 SPECT 正电子成像是在 SPECT 基础上，在探头设计、电子线路、图像校正和图像重建方法等方面进行改进以适应正电子成像的要求。如常规双探头 SPECT 成像时每个探头独立采集数据，而正电子符合线路成像时两个探头同时符合采集方向相反的（180°）、能量为 511 keV 的 γ 光子数据。采集方式有二维和三维两种，两个探头采集的数据需进行符合计算，常用滤波反投影技术重建图像。与 PET 的正电子成像比较，符合线路 SPECT 在空间分辨率、灵敏度、图像对比度和动态成像方面均有一定的差距。

3. 衰减校正　SPECT 成像所用的放射性核素的 γ 射线能量较低，人体组织对这个能量范围内的射线有明显的衰减作用。这使 SPECT 图像失去定量的意义或产生伪影，故 SPECT 在图像重建之前必须准确地进行组织的衰减校正，消除衰减所引起的误差。衰减校正是 SPECT 断层成像最重要的校正之一，有均匀衰减校正和非均匀衰减校正两类，SPECT/CT 使用 CT 部分的 X 线作为衰减校正的穿透源来进行校正。

第五节　其他分子成像

一、超声成像技术

超声（ultrasound，US）医学是医学、声学、光学及电子学相结合的学科，利用探头发出的超声（常用频率为 2～13 MHz）束扫描人体并对反射信号接收、处理，获得体内器官的图像，为临床最广泛使用的影像手段之一（图 2-9）。普通超声主要显示组织结构，功能成像则采用多普勒原理测量血流速度。正常人体软组织回声由弱到强排列如下：尿液和胆汁<血液<脑<肾髓质<皮下脂肪<肾皮质<脾<肝<胰腺<胎盘<肾窦。

超声诊断技术于 20 世纪 50 年代建立，从静态向动态，从黑白向彩色，从二维向三维，从反射法向透射法快速发展。体腔探头和术中探头的普及扩大了介入超声的应用，而三维成像、血管内超声、新型声学造影剂的应用使超声诊断又上新台阶。近年来，灰阶显示和彩色显示、实时成像、超声全息摄影、穿透式超声成像、超声计算机断层显影、三维成像、体腔内超声成像、高频微超声等超声技术不断发展。而微泡或纳米粒子组成生物胶体与特定的内皮细胞表面蛋白的配体连接使超声成像进入分子靶向成像队列。临床常用超声仪有：B 超是以亮度不同的光点表示接收信号的强弱，光点轨迹连成切面图，为二维成像；D 超根据超声多普勒原理制成。彩色多普勒血流成像仪简称彩超仪，包括二维切面成像和彩色成像两部分。

超声检查具有无创、实时成像、图像分辨率高、操作简单、快速、安全的特点，常用于判断脏器的位置、大小、形态，确定病灶的范围和性质，在疾病诊断、随访、治疗方案制订及疗效评估中起着重要的作用，广泛应用于妇产科、眼科、心血管系统、消化系统及泌尿系统以及浅表器官、脏器等。

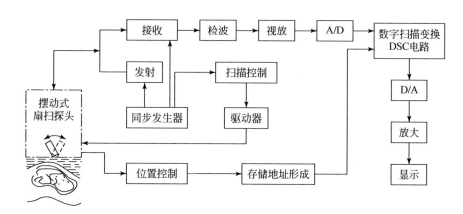

图 2-9　超声成像示意图

二、CT 成像技术

计算机断层成像（computed tomography，CT）是 X 线束透过人体局部做断层扫描，由探测器接收衰减后的射线，经光电转化成为电信号，再经计算机处理，得到重建图像（图 2-10）。CT 图像由从黑到白不同灰度的像素按矩阵排列所构成，以不同的灰度来展示器官和组织，可用于发现体内的细小病变。常用 CT 值表达物体密度，单位为 Hu（Hounsfield unit）。水的 CT 值定为 0 Hu，人体中密度最高的骨皮质 CT 值定为 +1000 Hu，密度最低的空气定为 −1000 Hu。人体组织按 CT 值从高到低：骨组织 > 软组织 > 脂肪 > 水 > 气体。

1972 年第一台 CT 诞生，仅用于颅脑检查。1974 年全身 CT 出现，检查范围扩大到胸、腹、脊柱及四肢。CT 发展趋势：扫描速度越来越快，精度越来越高，探测器从原始的 1 个发展到 4800 个，扫描方式从平移、旋转发展到螺旋扫描。由于 CT 密度分辨力高，能很好地显示脑、脊髓、肺、纵隔、肝、胆、胰、脾以及盆部器官，并很好地显示病变。但因辐射剂量较大，孕妇一般不建议行 CT 检查，特别是腹盆部。

CT 检查分为平扫、增强扫描和造影扫描。平扫指普通扫描。增强扫描是用高压注射器经静脉注入一定剂量的水溶性有机碘剂（如 60%~76% 泛影葡胺 60 ml）后再行扫描的方法。血内碘浓度增高后，器官与病变产生密度差，使病变显示更清楚。造影扫描是先进行器官或结构造影，然后再行扫描，如向脑池内注入空气 4~6 ml 或注入碘曲仑 8~10 ml 进行脑池造影扫描，可清楚显示脑池及其中的小肿瘤。

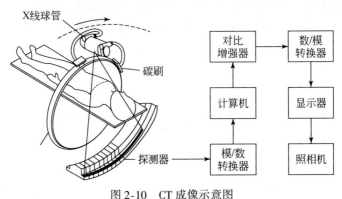

图 2-10　CT 成像示意图

三、荧光成像技术

荧光成像（fluorescence imaging）是利用荧光报告基团标记细胞、DNA 或抗体、药物、纳米材料等，在体外激发光激发下产生荧光，用 CCD 进行检测成像。

工作原理：激发荧光物质所发射的荧光信号强度在一定范围内与荧光基团的数量成正比。

荧光报告基团常用绿色荧光蛋白和红色荧光蛋白，红光穿透性较强，近红外荧光为观测生理指标时的最佳选择，该技术在基因表达、蛋白质分子检测、药物受体定位以及肿瘤检测中有很大的应用潜力。

荧光蛋白是理想的活体标记分子，毒性低，不影响生物功能，可无创、定量、实时地研究体内分子代谢。荧光成像具有费用低廉、操作简单、监测灵敏、成像迅速、可实时观测、无放射性危害等优点，但荧光分子比放射学造影剂体积更大，受光漂白现象影响较不稳定，从而存在不同程度的细胞毒性。此外，光波在生物组织内传播受到吸收和散射的影响易产生衰减，导致组织穿透深度有限，所获影像信噪比低等不足限制其临床应用。目前荧光成像已应用于生命科学、药物开发及医学研究等方面，在疾病的发病机制研究、新药研发和疗效评估等应用中显示了优势。

四、光声成像技术

光声成像（photoacoustic imaging，PAI）是一种非入侵式和非电离式的新型无损生物医学成像方法（图 2-11）。当脉冲激光照射到生物组织中时，组织的光吸收域将产生超声信号，我们称这种由光激发产生的超声信号为光声信号。生物组织产生的光声信号携带了组织的光吸收特征信息，通过探测光声信号能重建出组织中的光吸收分布图像。光声成像集合了超声检查的高空间分辨率和光学成像的高对比度，即融合光学方法的无损伤、高选择激发特性和超声波的低衰减、高穿透性的特点，能从大多数组织中采集功能和分子信息，形成高特异性的组织影像，为临床医学提供一种新的诊断成像方法。

它的工作原理为：①信号产生。脉冲激光器发出的光调制信号照射到生物组织上，生物组织吸收光能，其能量以组织光学参数为分布依据在组织内部沉积，释放的热量导致吸收体局部温度升高，温度升高后导致热膨胀而产生压力波，而向外辐射超声信号。光声信号的产生过程就是"光能—热能—机械能"的转化过程。不同的生物组织结构对应不同的能量分布，因此检测到的光声信号携带有丰富的生物组织特征信息。②信号的接收和处理及图像重建。利用超声探测器接收光声信号并对采集到的信号进行适当处理，采用相应的图像重建算法得到样品内部光能量沉积的分布，从而可获取组织内部的生理结构信息、代谢和病变特征等参数。

光声成像在研究生物组织的形态结构、生理特征、病理特征、代谢功能等方面提供了重要的手段，多用于肿瘤、药物代谢、心血管、基因表达、干细胞及免疫等研究。目前光声成像正由微观实验室阶段逐步走向宏观临床实践阶段，特别是应用于癌症的早期检测和治疗监控，在乳腺癌的早期筛查、皮肤癌及黑色素瘤的检测中具有很好的应用前景。

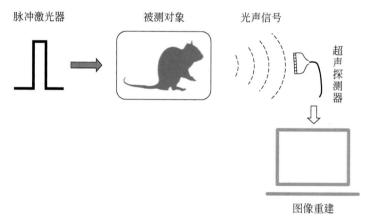

图 2-11　光声成像示意图

五、切伦科夫光学成像技术

切伦科夫光学成像（Cerenkov luminescence imaging，CLI）是伴随核素衰变而产生的一种特殊的光学成像模式，是通过切伦科夫效应产生可见光和近红外光而进行活体成像的一种新颖的光学分子影像。切伦科夫效应是指带电粒子在非真空的透明介质中运行，当带电粒子的速度大于光在这种介质中的速度时，就会产生切伦科夫辐射（光）。切伦科夫辐射的总强度与入射带电粒子的速度成正比，带电粒子速度越快，总强度也越大；切伦科夫辐射连续频谱，相对强度与频率成正比，光波段的切伦科夫辐射呈淡蓝色。

切伦科夫光学成像原理：①信号产生。放射性核素衰变所产生的带电粒子发生切伦科夫效应，产生一种新的可见光。②信号的接受和处理及图像重建。借助于高灵敏度 CCD 相机能够对从紫外光到可见光波段的切伦科夫辐射进行探测成像。

当前，切伦科夫光学成像已在肿瘤早期诊断及疗效评价、肿瘤外科手术导航、分子探针体内代谢等方面表现出突出的应用前景。

六、拉曼光谱成像技术

拉曼光谱成像是基于样本的拉曼光谱，并借助于现代共焦显微拉曼光谱仪器以及新型信号探测装置而生成详细图像的一种强有力的成像技术（图 2-12）。

一束单色光入射介质后会出现透射、吸收、散射 3 种情况。散射光中的大部分波长与入射光相同，称为瑞利散射，而一小部分由于介质中分子振动和分子转动的作用使波长发生偏移，称为拉曼散射。拉曼光谱成像技术通过分析拉曼光谱特征峰位置、强度和线宽提供分子振动、转动方面的信息，从而分辨微量混合物之中的各种化学成分信息及各种成分的空间分布信息，其空间分辨率已经接近光的衍射极限。拉曼光谱图像能够揭示样品中主要有哪些化学成分以及各成分的空间位置分布；给出样品中颗粒（聚集体）的尺寸和数目；显示出半导体材料上的应力分布以及微米尺度上的分子取向。

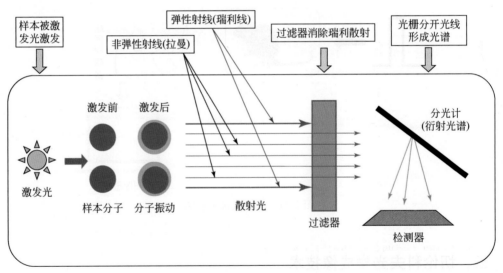

图 2-12　拉曼光谱成像示意图

目前，拉曼光谱成像技术主要有 3 类，包括逐点扫描成像、线扫成像及快速大面积成像。

生物体系中广泛存在着不同种类的官能团，如 CH_3、NH_2、OH 等，这些官能团具有明显的拉曼特征振动谱。通过对这些特征谱线的检测和成像，可获得许多生物大分子种类、结构、功能及分子之间相互作用的相关信息，在医学领域中具有重要的作用。目前，拉曼光谱成像在临床上最常用于肿瘤研究，包括宫颈癌、皮肤癌、消化道恶性肿瘤及乳腺癌。其次，在人体脂质的探测及骨组织的研究中也具有一定的临床应用。

七、太赫兹成像技术

太赫兹成像是将太赫兹辐射作为信号源进行成像的一种新技术。太赫兹波（Terahertz，THz）是指频率为 0.1～10 THz，介于毫米波与红外之间的电磁辐射区域。近年来，太赫兹成像是物理、化学、生物、医学、航空航天等领域的研究热点。

太赫兹成像基本原理：许多分子的转动频率、大分子官能团的振动模式、生物大分子的谐振频率、电子材料的低能激发及凝聚态相位介质的低频振动模式等都处于太赫兹波段。太赫兹波具有高透性、无损性，大多物质在太赫兹波段还有指纹谱等特性。利用太赫兹成像系统把样品的透射谱或反射谱信息进行处理分析，得到样本的太赫兹图像。

太赫兹成像对细胞间质水有很高的敏感性，对人体无害，且空间分辨率高，能够很清晰地看到一些组织病灶。在医学主要用于癌症诊断、烧伤评估及眼科疾病等的检测。

本 章 小 结

本章共五节内容，两节内容重点介绍了 PET、SPECT 和 MR 3 种成像技术的基本原理、特点，以及主要成像条件及其设备的发展史。其作为最常用的分子影像技术，临床应用非常广阔，包含了疾病的早期诊断、影像引导治疗以及预后评估等很多方面。同时，介绍了光学、超声、CT、荧光、光声、切伦科夫光学、拉曼光谱、太赫兹等成像技术，其在临床分子影像中的应用相对较少，多数技术在生命科学基础研究领域已经得到了广泛的应用，在临床转化应用方面，有一些成功的应用案例，对临床实践具有一定的指导作用。随着科学发展的不断进步，其设备也在不断更新换代，尤其是高分辨的图像为疾病诊断提供了更加丰富的信息，多模态影像技术迅速发展，有专门一节介绍 PET/CT、PET/MR 及 SPECT/CT 融合成像的原理及特点。本章介绍的分子成像技术作为无创性检查手段，应重点掌握和熟悉其成像原理及特点，了解其发展史及其主要组成结构，注重掌握基本的概念。在此基础上，进一步拓宽学生自己的知识面，增加对分子影像常用设备的深入了解。

思考题

1. 简述 PET 和 SPECT 的成像原理，并找出其主要不同点。
2. SPECT 或者 PET 实现人体的成像需要哪些条件支持？
3. 列举 MR 成像中常用的脉冲序列。
4. 生物发光成像与荧光成像的光信号产生有何不同之处？
5. 试述 PET/CT、PET/MR 及 SPECT/CT 融合成像的原理及特点的共同之处。
6. 分子成像技术有哪些？哪些技术在临床中应用较为广泛？

（陆克义　李飞　颜建华　高阳　刘坚　董孟杰　林端瑜　付巍）

第三章　分子成像探针

分子探针是一类携带影像学信号且与靶组织特异性结合的复合物。理想的分子探针具有高效、安全、灵敏和特异等特点。按显像方法的不同，分子探针主要分为放射性核素（PET、SPECT）、磁共振（MR）、光学和超声成像探针等。本章对不同类型分子探针的概念、特点和应用进行简单介绍。

第一节　PET 和 SPECT 成像探针

一、PET 探针

PET 探针为 ^{11}C、^{18}F、^{68}Ga 等正电子核素标记的生物活性分子。注入体内后，探针参加相应生物活动，同时发出正电子射线，湮灭后产生的 γ 射线被 PET 接收，并进一步转化为图像。目前常用的医用正电子核素见表3-1。

表3-1　主要医用正电子核素及生产方式

核素	半衰期	衰变方式	射线能量（keV）	生产方式
^{18}F	109.8 min	β$^+$（97%）	649	加速器
^{11}C	20.4 min	β$^+$	960	加速器
^{13}N	10.0 min	β$^+$	1190	加速器
^{15}O	2.0 min	β$^+$	1700	加速器
^{68}Ga	67.8 min	β$^+$（90%） EC（10%）	1880	发生器
^{64}Cu	12.7 h	EC（41%） β$^+$（19%） β$^-$（40%）	656	加速器
^{89}Zr	78.4 h	EC（77%） β$^+$（23%）	897	加速器

正电子核素能量高，操作时应遵循"时间、距离、屏蔽"三大防护原则。PET探针的生产一般采用商品化合成装置（俗称"模块"）。加速器或发生器生产的正电子核素传入模块后，通过自动化标记程序与原料反应得到PET探针。制备的每批PET探针在使用前，应参照《中国药典》（2015版）相关规定，对溶液性状、放射化学纯度、pH值、无菌和热原等项目进行质控检验，合格后方可用于临床或临床前PET显像（图3-1）。

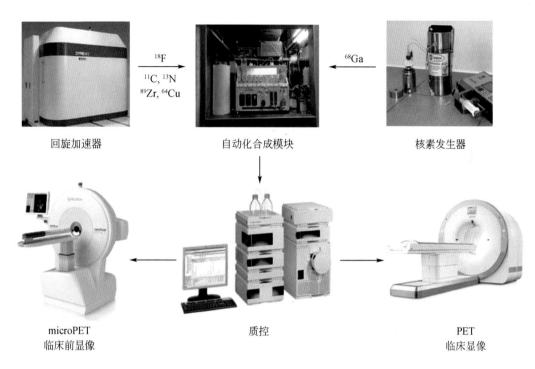

图 3-1　PET 探针生产及使用流程

^{18}F-脱氧葡萄糖（^{18}F-FDG）是目前临床广泛使用的PET探针，约占90%。^{18}F-FDG与葡萄糖类似，可经葡萄糖转运蛋白被细胞摄取，在己糖激酶的催化下，生成6-磷酸氟代脱氧葡萄糖，因无法进一步代谢而滞留于细胞内。^{18}F-FDG PET显像反映了细胞对葡萄糖的利用率，在肿瘤、心脑血管等疾病的诊断、治疗方案选择、疗效监测和预后等方面发挥了重要作用。

目前，包括^{18}F-FDG在内，国内医疗机构备案的PET探针共12种（表3-2）。近期美国FDA批准的PET探针如表3-3所示。此外，还有大量的探针处于研发、临床转化、新药申报阶段。为了适应临床需要，PET探针也推出了配套试剂盒，如针对新生血管特异性成像探针^{18}F-ALFATIDE的一步法工艺。针对^{18}F-FDG的不同生产模块等均可提供个性化试剂盒，简便省时，方便制剂人员操作。

表 3-2　国内医疗机构备案的 PET 探针

探针	用途
^{18}F-脱氧葡萄糖（^{18}F-FDG）	葡萄糖代谢显像
^{18}F-氟化钠（Na^{18}F）	骨显像
^{13}N-氨水（^{13}N-NH$_4^+$）	心肌灌注显像
^{15}O-水（^{15}O-H2O）	脑认知激活实验
^{11}C-雷氯必利（^{11}C-Raclopride）	多巴胺 D$_2$ 受体显像
^{11}C-乙酸盐（^{11}C-Acetate）	心肌代谢显像
^{11}C-蛋氨酸（^{11}C-MET）	氨基酸代谢显像
^{11}C-氟马西尼（^{11}C-FMZ）	苯二氮䓬类受体显像
^{11}C-胆碱（^{11}C-Choline）	磷脂代谢显像
^{11}C-甲基哌啶螺环酮（^{11}C-NMSP）	单胺类受体显像
^{11}C-甲基-2-β 甲基酯（4-氟苯基）托烷（^{11}C-CFT）	多巴胺转运蛋白显像
^{11}C-一氧化碳（^{11}C-CO）	血流灌注显像

表 3-3　近期 FDA 批准的 PET 探针

探针	用途
^{18}F-Florbetapir（^{18}F-AV45）	Aβ 斑块显像
^{18}F-Florbetaben	Aβ 斑块显像
^{18}F-Flutemetamol	Aβ 斑块显像
^{18}F-Fluciclovine	复发性前列腺癌显像
^{68}Ga-Edotreotide（^{68}Ga-DOTA-TOC）	生长抑素受体显像
^{68}Ga-Dotatate（^{68}Ga-DOTA-TATE）	生长抑素受体显像

二、SPECT 成像探针

SPECT 探针是指适用于 SPECT 的放射性示踪剂。主要医用 SPECT 探针性质见表 3-4。

表 3-4　SPECT 核素及生产方式

核素	半衰期	射线能量（keV）	生产方式
^{99m}Tc	6.02 h	140	核素发生器
^{111}In	2.8 d	171 247	加速器
^{123}I	13.2 h	159	加速器
^{125}I	60.2 d	35.5	核反应堆
^{131}I	8.1 d	365	核反应堆
^{67}Ga	78.3 h	93 184 300 394	加速器
^{201}Tl	74 h	135 167	加速器
^{177}Lu	6.7 d	497 208 113	核反应堆
^{90}Y	64.2 h	2280	核素发生器

目前临床应用最为广泛的 SPECT 探针是^{99m}Tc，半衰期约为 6.02 h，发射近似单能的

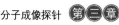

纯 γ 射线 （140 keV，97%）。^{99m}Tc 的制备通过淋洗⁹⁹Mo–^{99m}Tc 发生器进行，此发生器占地小，带自屏蔽，无需额外防护。发生器一天可多次淋洗，首次淋洗后 6 h，子体核素^{99m}Tc 的放射性活度即可达到母体⁹⁹Mo 的 45%，23 h 达最大。发生器淋洗得到的^{99m}Tc 以 Na^{99m}TcO$_4$ 的形式存在。^{99m}Tc 标记化合物时，需用还原剂（如氯化亚锡）先还原成低氧化态锝（+4 价），然后与–COOH、–OH、–NH$_2$、–SH、–PO$_3$H 等基团通过配位键形成稳定的络合物。

为进一步方便临床使用，保证探针的质量稳定，^{99m}Tc 标记的配套药盒应运而生。这些药盒具有固定的组成，包括适量的配体、还原剂、赋形剂以及稳定剂等，且为无菌、无热原的冻干品，易于长期保存和运输。使用时，只需加入适量 Na^{99m}TcO$_4$ 洗脱液，一步法即得，制备简单。经质控检测合格后，即可用于临床 SPECT 显像，流程如图 3-2 所示。

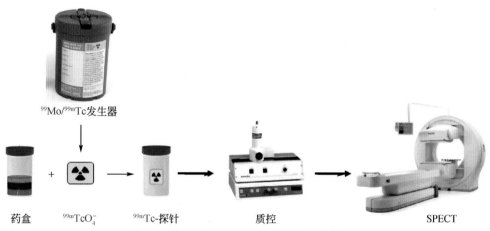

⁹⁹Mo/^{99m}Tc发生器

药盒　　　　^{99m}TcO$_4^-$　　　^{99m}Tc-探针　　　质控　　　　　　　SPECT

图 3-2　^{99m}Tc 标记 SPECT 探针制备和使用流程

目前，临床常用的^{99m}Tc 标记 SPECT 显像探针及用途见表 3-5。

表 3-5　常用^{99m}Tc 标记探针及用途

探针名称		配套药盒	用途
中文名称	英文简写		
锝 [^{99m}Tc] 替曲膦注射液	^{99m}Tc-tetrofosmin	注射用亚锡替曲膦	心肌显像
锝 [^{99m}Tc] 甲氧异腈注射液	^{99m}Tc-MIBI	注射用甲氧异腈	心肌显像
锝 [^{99m}Tc] 疏胺托品注射液	^{99m}Tc-TRODAT-1	注射用亚锡疏胺托品	脑显像
锝 [^{99m}Tc] 双半胱乙酯注射液	^{99m}Tc-MDP	注射用双半胱乙酯	脑显像
锝 [^{99m}Tc] 聚合白蛋白注射液	^{99m}Tc-MAA	注射用亚锡聚合白蛋白	肺显像
锝 [^{99m}Tc] 葡庚糖酸钠注射液	^{99m}Tc-GH	注射用亚锡葡庚糖酸钠	肾显像
锝 [^{99m}Tc] 喷替酸盐注射液	^{99m}Tc-DTPA	注射用亚锡喷替酸	肾显像
锝 [^{99m}Tc] 双半胱氨酸注射液	^{99m}Tc-EC	注射用双半胱氨酸	肾显像
锝 [^{99m}Tc] 二巯丁二钠注射液	^{99m}Tc-DMSA	注射用亚锡二巯丁二钠	肾显像
锝 [^{99m}Tc] 植酸盐注射液	^{99m}Tc-Phy	注射用亚锡植酸钠	肝脾显像
锝 [^{99m}Tc] 依替菲宁注射液	^{99m}Tc-EHIDA	注射用亚锡依替菲宁	肝胆显像
锝 [^{99m}Tc] 焦磷酸盐注射液	^{99m}Tc-PYP	注射用亚锡焦磷酸钠	骨显像
锝 [^{99m}Tc] 亚甲基二膦酸盐注射液	^{99m}Tc-MDP	注射用亚锡亚甲基二膦酸盐	骨显像

第二节　MR 成像探针

一、概述

MR 成像探针是指与靶组织有高度亲和力，能被 MR 检查到的对比剂或标记物。注入体内后，能与体内细胞和组织特异性地结合，将非特异性的物理成像转化为特异性分子成像，较传统 MR 以物理、生理特性进行成像对比，更完善、更精准。

二、MR 成像探针的特点及种类

理想的 MR 成像探针应具备以下因素：①必须具有磁性；②对靶分子具有高度特异性和亲和力；③能克服生物传递屏障，有效进入靶向器官和细胞内；④在体内保持相对稳定，不易被分解代谢，有适宜的排泄途径；⑤机体不会对其产生明显免疫反应或其他不良反应。

根据不同成像要求（如作为肿瘤靶向性标记、正常心肌示踪剂等）有不同的 MR 成像探针。MR 成像探针的组成包括转运体和对比剂两部分（图 3-3）。转运体包括微粒（脂质体、乳剂）、纳米高分子、病毒构建体、多聚体等，可携带成像对比剂、靶向配体等。靶向配体是分子探针正确定位于靶目标并行功能成像的关键，可以是基因片段，也可以是小分子，如受体、补体或酶的底物，还可以是抗体、蛋白质等大分子。

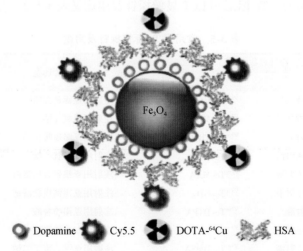

○ Dopamine　　● Cy5.5　　◗ DOTA-⁶⁴Cu　　※ HSA

图 3-3　氧化铁纳米 MR 成像探针示意图

氧化铁纳米粒子既是 MR 的对比剂，又是很好的转运体，可以携带多种成像对比剂，如光学染料 Cy5.5，
PET 显像核素 ^{64}Cu

目前常用的 MR 成像探针主要有两类，如表 3-6 所示。

表3-6 MR 成像探针

	代表物质	原理	其他说明
顺磁性分子探针	Gd^{3+}-DTPA	Gd^{3+}具有 7 个不成对电子，具有强顺磁性，缩短周围水中质子的纵向弛豫时间，产生 T1 阳性信号对比	为了使 Gd-DTPA 具有不同组织细胞的亲和力，通常再连接一个蛋白质、抗体、多聚赖氨酸或多糖等
	Mn^{2+}	类似于 Gd^{3+}	高浓度时有生物毒性，目前仅用于动物实验
超顺磁性分子探针	普通型超顺磁性氧化铁颗粒 SPIO（直径>40 mm） 超微型超顺磁性氧化铁颗粒 USPIO（直径<40 mm）	氧化铁颗粒由氧化铁晶体 FeO、Fe_3O_4 或 Fe_2O_3，以及亲水性表面被覆物组成，能产生强烈的 T2 阴性信号对比	氧化铁颗粒无特异性，需表面修饰靶向小分子、多肽或抗体等，借以逃避网状内皮细胞吞噬，延长其血液半衰期，易在细胞间通透移动氧化铁颗粒弛豫率约为同样条件下 Gd^{3+} 的 7～10 倍，很低浓度即可 MR 成像，且具有生物可降解性，是目前较理想的 MRI 示踪剂

第三节　光学成像探针

一、概述

光学分子成像主要包括生物自发光成像和激发荧光成像。生物自发光成像的信号源是生物体内特定蛋白质或酶在体内进行生化反应过程中发射出来的单一波长光子，激发荧光的信号源是注入体内的荧光标记物在激发光源的作用下发出的特定波长的光子。这些特定的自发光物质或激发致发光物质称为光学成像探针。

二、光学成像探针

光学成像是功能成像的重要组成部分，在分子水平通过标记可与靶组织特异性识别并能与之结合的分子，可动态观察疾病的发生、发展过程，将复杂的生物学过程转换成直观的图像。具有无创、灵敏度高、成本低、使用简便的优点。探针是光学成像的基础，新型荧光基团的产生和光学标记技术的发展极大地提高了活体成像的检测灵敏度和特异性。这种技术被广泛用于疾病的早期诊断和药物研究中。荧光探针可分为有机荧光探针、无机荧光探针、荧光素酶和荧光蛋白等。

（一）有机荧光探针

有机荧光染料是一种荧光指示剂，具有检测快、重复性好、用样量少等优点。常用于疾病诊断的荧光染料包括：花青类、异硫氰酸荧光素、罗丹明类、氟化硼络合二吡咯甲川类、1,8-萘酰亚胺类、香豆素衍生物、喹啉类等。目前有机小分子荧光探针主要用于检测生物体系中的阳离子、阴离子、自由基、糖、核酸、酶等物质的细胞内荧光识别与成像。但有机染料激发光谱比较窄，荧光寿命和光稳定性较差，这很大程度上限制了有机染料在生物分子、活体细胞成像中的应用。图 3-4 列举了花青染料 Cy5.5 及异硫氰酸荧光素（fluorescein isothiocyanate，FITC）在细胞及动物成像中的应用。

（二）无机荧光探针

该类探针荧光强度显著高于有机染料，有良好的光稳定性。主要包括量子点、上转换纳米粒、金纳米颗粒等，广泛用于生物标记、纳米载药等生物医学领域。表 3-7 列举了一些常见的无机荧光探针。

表 3-7　无机荧光探针的分类、特点及作用原理简介

	量子点（QDs）	上转换纳米粒（UCNPs）	金纳米颗粒（AuNPs）
发光中心	由 II-VIB 族和 III-VA 族元素组成的纳米颗粒（CdSe，CdTe，MgS，CaAs，InCaAs，InAs）	稀土元素（Er^{3+}，Ho^{3+}，Tm^{3+}）	金纳米颗粒
修饰基团	OA，OLAM，TOP，DDT，TBP，GSH，MPA-COOH，PEG-COOH，PEG-NH_2	SiO_2，PEG-COOH，dSiO_2-COOH，dSiO_2-NH_2，dSiO_2-PEG-NH_2	PEG-COOH，dSiO_2-COOH，PEG-NH_2，dSiO_2-NH_2
作用原理	最高被占据分子轨道与最低未被占据分子轨道间的量子尺寸效应	稀土元素电子层阶梯状能级结构决定了可将长波辐射转换成短波辐射——上转换	金纳米颗粒有量子尺寸效应，使其向绝缘体转化，并形成不同能级间的驻电子波，若其能级间隔超出一定的范围并发生单电子跃迁，将表现出特殊的光学和电子学特性
特点	激发波长范围宽而发射波长范围窄且对称，重叠小	吸收的光子能量低于发射的光子能量	金纳米颗粒表面负电荷与蛋白质的正电荷基团因静电吸附而形成牢固结合
常见实例	CdSe/ZnS-PEG-COOH，CdSe/ZnS-PEG-NH2，CdSe/ZnS-MPA，CdSe/ZnS-GSH	NaYF4-Er-Yb，NaGdF4，UCNP-Polymer-COOH，UCNP-Polymer-NH_2	AuNPs-PEG-Folate，AuNPs-PEG-DSPE，AuNPs-PEG-FITC，AuNPs-PEG-RB

（三）荧光素酶

自然界中能够产生生物荧光的酶统称为荧光素酶，是一类能够催化不同底物发生氧化并发出荧光的酶。荧光素酶不是特定的分子，而是对于所有能够产生荧光的底物和其对应的酶的统称。常见的荧光素酶报告基因包括：萤火虫荧光素酶、细菌荧光素酶、花虫荧光素酶等基因。将不同类型的细胞（骨髓干细胞、T 细胞等）标记上荧光素酶，就可以用高敏感度的探测器对整个动物体中的细胞群落进行活体观察而不会伤害到动物本身。

（四）荧光蛋白

荧光蛋白作为一种生物发光分子，能在多种生物，如细菌、酵母、植物和哺乳动物中表达并产生荧光。运用荧光蛋白可以观测到细胞的活动，标记表达蛋白，进行深入的蛋白质组学实验等等。在癌症研究的过程中，荧光蛋白的出现使得科学家们能够观测到肿瘤细胞的具体活动，比如肿瘤细胞的成长、入侵、转移和新生。将荧光蛋白植入鼠的脑细胞，可以观察到大脑是如何处理信息的，这种技术让研究者有机会从内部研究活体大脑。

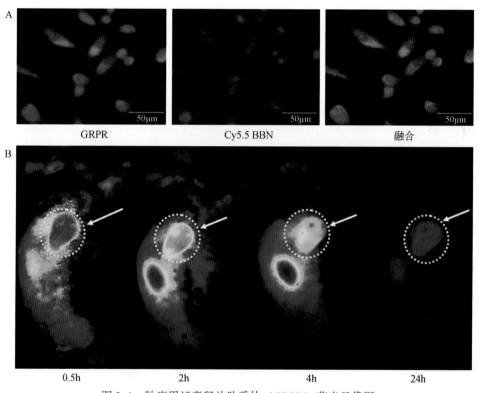

图 3-4　肿瘤胃泌素释放肽受体（GRPR）荧光显像图

A. 细胞体外荧光显像图。蓝色为细胞核，绿色为异硫氰酸荧光素（FITC）标记的胃泌素释放肽受体（gastrin-releasing peptide receptor，GRPR），抗体（FITC-GRPR）染色区，红色为花青荧光染料 Cy5.5 标记的蛙皮素类探针（Cy5.5-GGGRDN-BBN）染色区，黄色为两种探针细胞显像融合图，两种探针染色区域吻合，表明 Cy5.5-GGGRDN-BBN 与 GRPR 高度亲和。B. 荷瘤鼠尾静脉注射 Cy5.5-GGGRDN-BBN 后不同时间活体荧光显像图，箭头及圆形虚线所示位置为肿瘤，由图可见，肿瘤对探针高度特异性摄取。

第四节　多模态载体

一、概述

多模态分子影像技术是将同时具有两种或两种以上显像功能的分子探针导入体内，然后通过多种成像技术的检测，获取病变部位多种成像信息的一门新兴分子影像技术。它融合了不同影像技术的长处，实现多种影像彼此间的优势互补，能够提供更加全面和精确的信息。多模态分子影像技术对分子探针的设计制备提出了更高的要求，旨在构建多靶点、多功能分子探针，以实现多个靶点的同时识别及多种成像技术的联合应用，从而提高影像诊断的准确度和灵敏度。多模态靶向分子探针一般可简单归纳为 3 个主要组成部分（图 3-5）：核素、光学染料、钆剂等（两种及其以上显像模式），载体以及生物靶向分子（抗体、适配体、肽段、脂质、碳水化合物、维生素）。多模态分子探针的基本要求包括：与靶分子具有高度的特异性与亲和力；具有良好的通透性，能够穿过生物屏障，高效、高浓度到达靶细胞；具有良好生物相容性，不会引起机体明显的免疫源性反应，且在活体内具有适宜的稳定性和血液半衰期；呈现多种影像信号分子耦联，并在一定程度上将需要探测的信号进行放大便于成像。

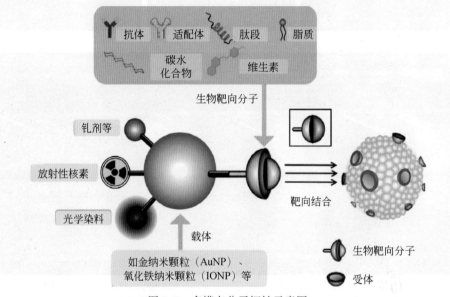

图 3-5　多模态分子探针示意图

二、核医学（PET/SPECT）/CT 分子探针

核医学（PET/SPECT）主要是基于脏器功能代谢等改变进行成像，检测灵敏度高，但空间分辨率差难以进行准确的解剖定位，与具有较高空间分辨率的解剖 CT 影像进行融合的双模态显像，将可以克服这两种单一影像技术的局限性，而且通过同机 CT 的衰减校正，有效地提高了核医学图像质量，缩短了图像采集时间，从而提高了诊断效率。目前 PET/CT 和 SEPCT/CT 多模态成像已广泛应用于临床，但临床常用的显像剂大多数为单一核医学分子探针，如 ^{18}F-FDG，而非真正意义上的多模态分子探针。目前，（PET/SPECT）/CT 双模态探针主要由 PET（^{18}F、^{64}Cu、^{68}Ga、^{11}C 等）或 SPECT 核素（^{99m}Tc、^{125}I、^{131}I、^{111}In 等），

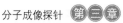

金纳米颗粒等 CT 载体，以及生物靶分子构成，目前研发这类探针主要应用于肿瘤、心血管疾病基础研究方面。

三、核医学（PET/SPECT）/MR 分子探针

由于 MR 对软组织分辨率高，核医学（PET/SPECT）/MR 双模态显像在头颈部、肝、盆腔等肿瘤及心血管疾病方面将比（PET/SPECT）/CT 显像更有优势。近几年，PET/MR 逐渐应用于临床，是目前分子影像学研究的热点，该类分子探针也得到了突飞猛进的发展。肿瘤精准化诊疗、心血管疾病研究方面也涌现了一些核医学（PET/SPECT）/MR 双模态分子探针，这类分子探针 MR 载体主要有氧化铁纳米颗粒，磁性铁蛋白（M-HFn）、氧化锰颗粒等。

四、光学/核医学（PET/SPECT）/MR/CT 探针

光学分子成像具有高灵敏度、实时、成像直观、操作简便等优势，逐渐成为一种理想的活体生物组织成像技术。但是，单一的光学成像存在分辨率低，无法提供解剖信息和穿透能力有限等不足之处。因此，以光学分子影像技术为核心，发展光学多模态显像也是分子影像学发展的新趋势。近年来，光学和其他影像学技术融合的双模态及更多模态的分子探针得到了迅速发展。

通过荧光染料分子直接或间接螯合不同载体，或利用纳米技术构成功能化纳米多模态体系，来构建光学与其他模式（PET/CT/MR）融合的新型光学多模态分子探针。近红外光学成像/核医学（PET/SPECT）双模态分子探针，主要是近红外染料与不同靶向分子（如 RGD 肽段、抗体等）偶联，再采用放射性核素进行标记而合成。光学/MR 双模态分子探针，主要是光学染料、MR 纳米颗粒与不同靶向分子偶联而合成。光学/CT 双模态分子探针，主要是光学染料、CT 载体与不同靶向分子偶联而合成。光学还可以与其他模式融合形成三模态分子探针，如利用金钆复合纳米粒子合成了一种 NIRF-CT-MR 三模态显像探针并应用于乳腺肿瘤的多模态成像；合成 ^{124}I-c（RGDyk）（2）-UCNPs PET-MR-光学三模态分子探针，能对高表达 $\alpha_v\beta_3$ 受体的肿瘤进行特异性靶向显像。

表 3-8　多模态分子探针

	分类	材料	载体	举例	用途
核医学/CT 探针	PET/CT	^{18}F/^{64}Cu/^{68}Ga/^{11}C 等	金纳米颗粒	^{99m}Tc-GNPs-Annexin V	目前主要用于肿瘤、心血管疾病方面基础研究
	SPECT/CT	^{99m}Tc/^{125}I/^{131}I/^{111}In 等		^{64}Cu-HAuNS-cRGD	

	分类	材料	载体	举例	用途
核医学/MR 探针	PET/MR SPECT/MR	$^{18}F/^{64}Cu/$ $^{68}Ga/^{11}C$ 等 $^{99m}Tc/^{125}I/$ $^{131}I/^{111}In$ 等	氧化铁纳米颗粒、重链铁蛋白、氧化锰颗粒等	^{64}Cu-DOTA-IO-c（RGDyK） ^{111}In-SPION-mAbMB ^{64}Cu-DOTA-CLIO ^{125}I-M-HFn	目前主要用于肿瘤、心血管疾病方面基础研究
光学/核医学/MR/CT 探针	光学/PET 光学/SPECT 光学/MRI 光学/CT	$^{18}F/^{64}Cu/$ $^{68}Ga/^{11}C$ 等 $^{99m}Tc/^{125}I/$ $^{131}I/^{111}In$ 等 氧化铁纳米颗粒、重链铁蛋白、氧化锰颗粒等 金纳米颗粒	光学染料，包括有机荧光和无机荧光两类	CdTe-^{64}Cu-cRGDF IR Dye 800-^{111}In-cRGD CdSe/ZnS-Gd-RGD Rhodamine-MF NP-TfR Rhodamine-FITC-MnO NP-ssDNA Rhodamine-Au NP-biotin SiO2-Au NC-FA	目前主要用于肿瘤、心血管疾病方面基础研究

第五节　其他分子成像探针

一、超声成像探针

超声作为目前临床广泛使用的影像技术，以其操作简单、实时成像、兼具结构和功能成像的特点，在各种疾病的诊断、疗效评估、随访和治疗引导中起着重要的作用。为了提高病变组织与正常组织的声阻抗，使用超声造影剂可有效避免疾病的误诊和漏诊，大大提高超声在临床中应用。

超声造影剂是一类具有生物相容性的生物胶体做成的直径小于 5 μm 的微粒，一般是由气体微泡和聚合物或脂质体形成的外壳组成。作为一种特殊的散射源，超声造影剂能够有效增强血流的超声多普勒信号，提高超声图像的清晰度和分辨率。超声造影剂主要应用在心肌声学造影（myocardial contrast echocardiography，MCE），以及在肝、肾、子宫、乳腺等脏器肿瘤的检出和定性诊断。

随着超声造影剂的发展，超声显像也步入了分子影像领域。近年来，基于多模态分子成像方法与技术的发展，诊疗一体化的需求成为新一代医学影像研究的主旋律，开发具有多功能的靶向超声造影剂是实现超声特异性分子显像的基础和重要环节。在传统微泡超声造影剂的基础上，通过在微泡中载入半导体纳米颗粒（量子点）或形成磁性微泡可以实现超声与光学或核磁的多模态成像。另外，还可使用各种新型生物包膜材料制备装载治疗性药物的多功能超声造影剂，在超声诊断的同时完成药物定点释放，达到诊疗一体化的目的。多功能靶向超声造影剂的结构如图 3-6 所示。目前多种多功能超声造影剂已在血管栓塞性疾病、炎症和肿瘤等方面实现了靶向诊断和治疗应用。

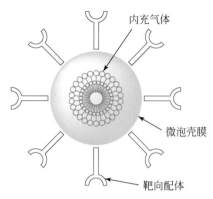

图 3-6　多功能靶向超声造影剂示意图

二、CT 成像探针

CT 成像技术具有操作简单、成像速度快、无穿透深度限制、无创、价格低廉等特点，是现代医学不可或缺的临床诊断工具。然而，由于靶向特异性显像剂的缺乏，CT 通常不作为分子影像方式。为了提高具有相近 X 线衰减系数病变部位与周围组织间的辨识度，增加对软组织的分辨力，临床上会使用 CT 造影剂提高 CT 成像的敏感性和检测精度。

CT 造影剂通常为含碘化合物（碘对比剂），大多在体内具有快速非特异性分布的药动学特征。目前临床上常用的 CT 造影剂的分类及特征见下表。

表 3-9　常见 CT 造影剂分类及特征

分类		特征	代表性商品	临床应用
钡制剂		钡制剂的水悬浊液	硫酸钡	消化道造影
无机碘化物		碘化钠的水溶液	12.5% 碘化钠水溶液	膀胱造影
碘制剂	有机碘化物	离子型	在水溶液中离解成阳离子和阴离子，带有电荷，副反应发生率高	泛影葡胺、碘他拉葡胺	各种血管造影和肾盂静脉造影
		非离子型	在水中不发生电离，不带电荷，副反应发生率低，机体耐受性好	碘苯六醇（欧乃派克）、碘异酞醇（碘必乐）、碘普罗胺（优维显）	各种经血管的造影
		非离子型二聚体	在水中呈中性，不发生电离	碘曲仑	椎管内脊髓造影
	碘化油或脂肪酸碘化物		40% 碘化油，不能用于心血管造影，刺激性小	碘化油碘苯酯	支气管、瘘管及子宫输卵管造影，椎管及脑室造影

由于碘对比剂在体内循环短、廓清快，且无靶向特异性结合作用，限制了其在靶向成像和血管造影上的应用。随着新型纳米材料的开发，尤其是一些含有钇、钨、钽、铋、钡、铅、镱等重金属元素的纳米材料，由其制备而成的纳米 CT 造影剂与碘对比剂相比具有循环时间长、高 X 线吸收、低肾清除率和低毛细管渗漏率、高瘤体滞留性等特点。另外，通过在纳米粒子表面进行功能化修饰（如叶酸或其他治疗性药物），可获得主动靶向或治疗性，或者是多模态显像。尽管纳米 CT 造影剂在动物实验层面取得了一定的效果，但由于金属性纳米颗粒具有毒性，大大制约了纳米 CT 造影剂在临床上的转化应用。

三、其他成像探针

（一）拉曼光谱成像技术

光照射到物质上会产生具有相同光波长的弹性散射和比入射光波长更长的或更短的非弹性散射，即为拉曼效应。非弹性散射所产生的光频和相位改变的光谱称为拉曼光谱。拉曼光谱成像就是通过分析被研究的样品区域的拉曼光谱特征峰位置、强度和线宽，反映出分子中不同的化学键或官能团，还可提供分子振动、转动方面的信息，绘制出相对应物质的空间分布图像。因此，拉曼光谱成像技术是一种基于物质内部拉曼散射信号的研究物质分子结构和表面信息的有效手段。

拉曼光谱成像技术在医学领域中的应用主要集中在肿瘤诊断、脂质异常相关疾病和骨科疾病等。该技术可在无分子探针的条件下实现对生物物质的光谱分析和定量研究。目前已有以量子点、碳纳米管等为基质材料的拉曼光谱分子探针研究，通过在基质材料表面连接特异性配体，能够形成靶向性的拉曼光谱成像用分子探针，多为基础性研究。

（二）太赫兹光谱成像技术

太赫兹光谱成像技术利用了物质具有太赫兹波段的特征指纹谱的现象，可用于物质的定性和定量分析，并通过对样品的透射谱或反射谱信息进行处理、分析，得到样品的太赫兹图像。太赫兹光谱成像技术在医学中的应用主要集中在癌症检测、烧伤成像、角膜成像等。太赫兹光谱成像技术像拉曼光谱成像技术一样，可在无分子探针的条件下实现对特定生物物质的定性和定量研究。

本 章 小 结

分子成像探针是实现分子成像的先决条件和核心技术的关键。分子成像探针种类繁多，根据成像设备的不同，分子成像探针分为光学、核素显像、核磁、超声、CT 等不同种类。这些探针在临床前新药筛选、药物作用机制评价、疾病病理研究和临床诊断、治疗方案的制订、疗效监测及预后等方面发挥了重要作用。融合核素、光学、核磁的多模态显像探针为多模态成像手段的继续开发提供了新的动力。新型智能探针的研制与开发将是未

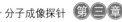

来分子影像学探针设计的主流之一。

 思考题

   1. 分子探针主要有哪几类？各有什么特点？

   2. 简述 PET/SPECT 探针标记的流程及质控指标。

   3. PET 探针[18]F-FDG 的作用机制是什么？临床应用有哪些？

（杨敏　乔鹏飞　何玉林　王红亮　程登峰　徐宇平　刘宇　陈志明）

第四章　肿瘤的分子与功能成像

学习要求

1. **掌握**　葡萄糖代谢显像的基本原理、显像方法、图像分析和临床应用。
2. **熟悉**　其他代谢显像、受体显像、放免显像的基本原理、显像剂和临床应用。
3. **了解**　分子影像引导下的肿瘤介入治疗技术与临床应用。

第一节　肿瘤的葡萄糖代谢显像

恶性肿瘤细胞无休止和无序的分裂活动有赖于其不同于正常组织细胞的异常代谢活动。利用放射性核素标记的葡萄糖、脂肪酸、氨基酸、核苷酸及其类似物或前体物质，可在活体水平上定性和定量研究肿瘤的异常代谢活动，统称为肿瘤代谢显像。由于这些物质中适合于标记的核素，如^{11}C、^{13}N、^{15}O、^{18}F等都为正电子发射体，因此需用PET等正电子探测设备来进行显像，其中以葡萄糖代谢显像应用最多。

一、显像原理

肿瘤细胞过度的葡萄糖无氧代谢活动是恶性肿瘤的共同特征，利用放射性核素标记的葡萄糖类似物（如^{18}F-FDG）或葡萄糖（如^{11}C-葡萄糖）进行显像，即可观察肿瘤的葡萄糖代谢活动。^{18}F-FDG是目前最常用的肿瘤葡萄糖代谢显像剂，被誉为世纪分子。

^{18}F-FDG是葡萄糖类似物，二者的差异在于葡萄糖2位的羟基被^{18}F取代（图4-1）。^{18}F-FDG静脉注射后依靠细胞膜上的葡萄糖转运蛋白而进入肿瘤细胞，然后在己糖激酶的作用下生成6-磷酸氟代脱氧葡萄糖（^{18}F-FDG-6-PO_4），但由于^{18}F-FDG-6-PO_4与6-磷酸葡萄糖在化学结构上的差异，使其不能成为磷酸己糖变构酶的底物，所以不能继续进行以后的

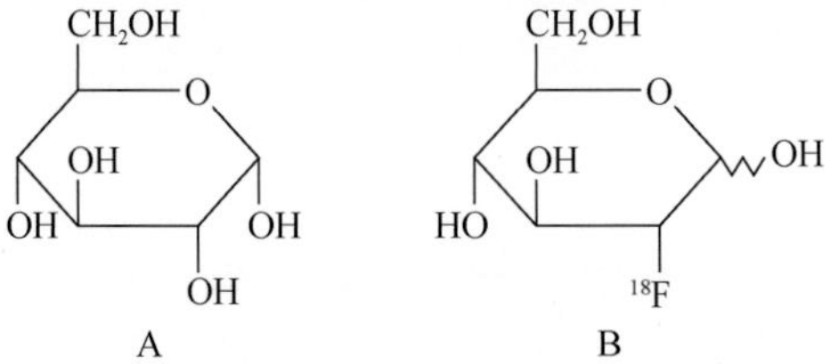

图4-1　葡萄糖与^{18}F-FDG分子结构式

A. 葡萄糖；B. ^{18}F-FDG

代谢反应；又由于^{18}F-FDG-6-PO$_4$带负电荷，不能反向通过细胞膜离开细胞，以及肿瘤细胞内葡萄糖-6-磷酸酶（使^{18}F-FDG-6-PO$_4$去磷酸化）活性极低，故最终以^{18}F-FDG-6-PO$_4$的形式积聚在肿瘤细胞内。

二、显像方法

1. 患者准备　患者禁食4 h以上，以减少正常组织（如心肌、骨骼肌）对^{18}F-FDG的摄取，以及高血糖对肿瘤^{18}F-FDG摄取的竞争性抑制。拟进行颅内肿瘤显像的患者，在静脉注射^{18}F-FDG前尚需进行视听封闭，以减少相应部位正常脑组织对^{18}F-FDG生理性的摄取。

2. 图像采集　^{18}F-FDG用量根据所用正电子显像设备而不同，一般PET用量为185～370 MBq（5～10 mCi）。静脉注射后40～60 min进行全身或局部断层成像，必要时可进行2～3 h延迟显像。

三、图像分析

PET图像分析多采用目测法，也可以利用感兴趣区（region of interest，ROI）勾画技术计算肿瘤（T）与正常（N）组织的比值（T/N）或肿瘤标准化摄取值（standardized uptake value，SUV）。

$$SUV = \frac{每克肿瘤组织放射性活度（MBq/g）}{注入放射性活度（MBq）/体重（g）}$$

1. 正常影像　生理情况下葡萄糖是脑的唯一能量底物，因此脑皮质明显显影。^{18}F-FDG主要经泌尿系统排泄，故肾显影明显，膀胱内可见大量放射性。禁食状态下，心肌对^{18}F-FDG摄取的个体差异较大，约有50%的受检者有不同程度的心肌显影。鼻咽部、甲状腺、肝、脾、胃肠道有轻或中度放射性摄取。此外，显像剂吸收期间的肌肉紧张可致局部肌肉放射性摄取增加；近期创伤或手术后的伤口可有轻至中度放射性摄取；身体其余部位的放射性分布相对较少（图4-2）。

2. 异常影像　除上述正常生理性摄取以外的^{18}F-FDG浓聚均为异常。绝大多数的原发肿瘤及其转移灶表现为^{18}F-FDG异常浓聚，但^{18}F-FDG并非肿瘤特异性显像剂，感染与炎症也可以有^{18}F-FDG摄取的增高。在异常影像的判断过程中，需结合同机CT表现、病史、化验室检查、既往的影像学资料等进行诊断。

四、临床应用

1. 肿瘤的早期诊断与鉴别诊断　对于肿瘤患者处理的第一步就是早期及时的诊断与鉴别诊断。肿瘤组织的重要特点之一就是生长迅速、代谢旺盛，特别是葡萄糖酵解速率增高。因此，代谢显像是早期诊断恶性肿瘤最灵敏的方法之一。大多数恶性肿瘤常表现为^{18}F-FDG摄取增高（图4-3），而大多数良性肿瘤^{18}F-FDG相对减低。如发现某部位单发结

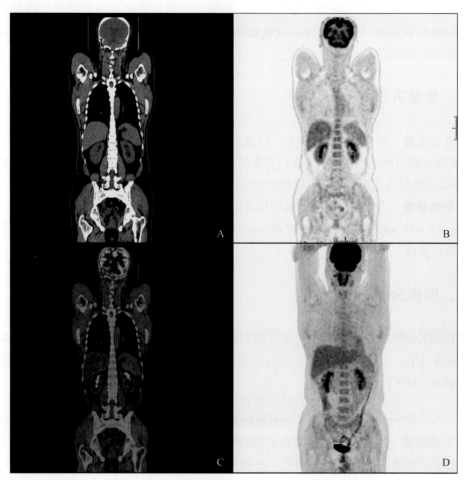

图 4-2　^{18}F-FDG PET/CT 正常影像（A. CT 冠状面；B. PET 冠状面；
C. PET/CT 融合冠状面；D. PET MIP 图）

节，PET 显示代谢明显活跃，则提示为恶性病变。若无代谢增高或代谢轻度增高，则良性病变可能性大。

2. 对肿瘤进行分期及治疗后再分期　^{18}F-FDG PET/CT 检查能一次扫描全身显像，除了发现原发部位病变，还可以评估全身各部位组织器官有无转移病变，对肿瘤的分期非常有帮助，协助临床医生制订最佳的治疗方案。肿瘤的分期不同，治疗的方法也不同。比如非小细胞肺癌，Ⅰ期和ⅡA 期的患者通常需要接受手术治疗，ⅡB 期和ⅢB 期患者则需要放疗和化疗相结合的方法，而Ⅳ期患者通常只能接受化疗和姑息性放疗（图 4-4）。肿瘤患者经过治疗后还可以进行全身^{18}F-FDG PET/CT 显像进行再次分期，为下一步治疗确定新的方案。

3. 寻找肿瘤原发灶或排除恶性病变　当发现不明原因转移癌、不明原因多浆膜腔积液、不明原因发热、肿瘤标志物升高时，可以进行全身^{18}F-FDG PET/CT 检查寻找肿瘤原发灶或排除恶性病变。其优势在于 PET/CT 一次扫描全身显像，对于没有特定方向的不明原因转移瘤原发灶的探查具有独到优势。基于生物代谢及分子显像，^{18}F-FDG PET/CT 在寻

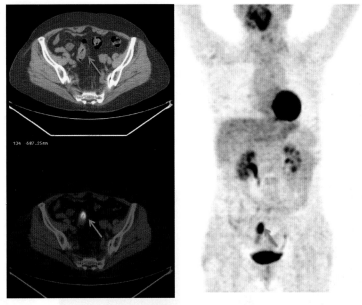

图 4-3 乙状结肠癌 PET/CT 显像

老年女性患者，无临床症状，肠腔无梗阻。PET-CT 显像发现乙状结肠结节状[18]F-FDG 摄取增高，最大 SUV=4.3，CT 显示肠壁增厚（箭头所示），肠镜病理为腺癌。

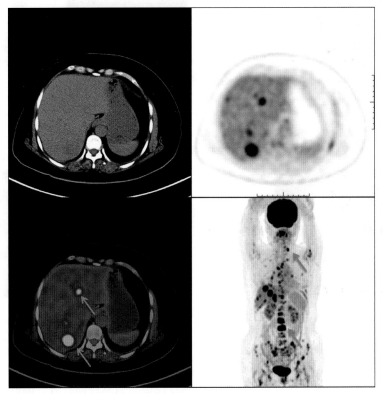

图 4-4 右乳腺癌全身多发转移瘤 PET/CT 显像

右侧乳腺癌手术，放疗 1 次，化疗 8 次。术后复查 PET/CT 提示：全身多发淋巴结、肝、双肺及骨骼多发转移（箭头所示）。

找肿瘤病灶方面具有高灵敏度。与常规的影像学诊断设备（如 CT、MRI 和超声等）相比较，PET/CT 具有早期诊断、更准确、对全身快速检查和安全无创等优点。对于寻找恶性肿瘤原发灶及原因未明的病变是最佳的影像学检查手段。

4. 鉴别恶性肿瘤治疗后残留、纤维化、坏死或复发　肿瘤组织经放疗及化疗后易形成纤维化、坏死及瘢痕组织，手术治疗后会有肿瘤组织的残留及复发，仅依靠形态影像学检查方法很难将纤维化、坏死及瘢痕组织与肿瘤组织相鉴别，而 ^18F-FDG PET/CT 利用肿瘤 ^18F-FDG 高代谢的特点，能较好地将有活性的肿瘤组织与纤维化、瘢痕及坏死组织相鉴别（图 4-5、图 4-6）。

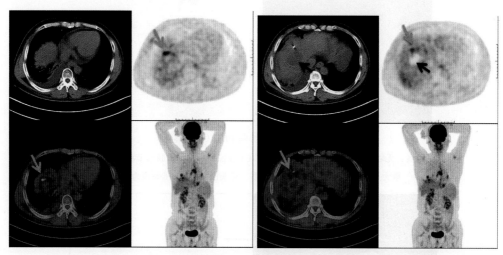

图 4-5　低分化肝细胞癌患者 PET/CT 显像

行两次无水乙醇注射联合氩氦刀治疗及射频刀治疗。复查 PET/CT，CT 肝右叶可见多个点状高密度影，肝右叶可见类圆形低密度影，PET 相应部位显像剂缺损（介入术后改变）。CT 肝右叶被膜下可见稍低密度影；PET 相应部位可见小片状显像剂异常浓聚，最大 SUV 约为 4.0。肝癌治疗后大部分肿瘤细胞已基本灭活（黑色箭头所示），但肝右叶被膜下仍有部分肿瘤细胞残留（黄色箭头所示）。

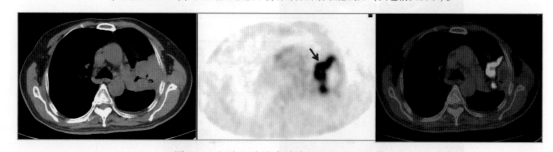

图 4-6　左肺上叶肺癌放疗后 PET/CT 显像

左肺上叶肺癌放疗后，CT 无法确定有无肿瘤残余，PET/CT 清楚地将残余病灶检出（红色箭头所示）。

5. 评价肿瘤治疗反应和监测肿瘤疗效　由于治疗后肿瘤组织形态学的改变晚于其代谢的改变，解剖水平影像方法不能评价早期肿瘤治疗反应与监测肿瘤疗效，因此反映代谢变化的 ^18F-FDG PET/CT 在评价疗效方面更具优势（图 4-7），具有早期、动态、无创等诸多优点，可有效指导临床治疗策略，并根据评价结果及时、准确调整、制订治疗方案（图 4-8）。

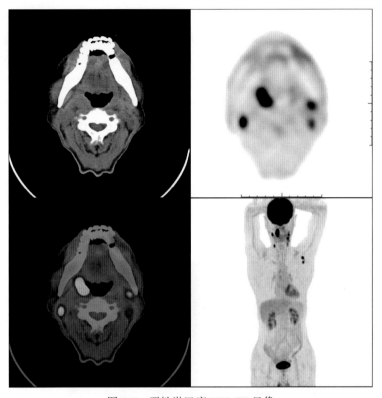

图 4-7 恶性淋巴瘤 PET/CT 显像

患者诊断双侧颈部恶性淋巴瘤（滤泡性淋巴瘤），化疗 4 周期。头晕、全身乏力 20 天，复查 PET/CT：
淋巴瘤化疗后仍有大量肿瘤细胞存活。提示临床化疗方案有待调整，需重新制订治疗策略。

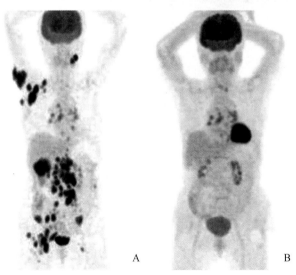

图 4-8 恶性淋巴瘤化疗前后 PET/CT 对比图

女性患者，79 岁，腰背部疼痛，PET/CT 全身检查，诊断为多发恶性淋巴瘤。于右腹股沟淋巴结穿刺活检，病理诊
断：非霍奇金淋巴瘤。免疫组化结果支持弥漫大 B 细胞淋巴瘤。化疗 7 个月后复查 PET/CT 病灶消失，全身情况好，
高代谢病灶活性明显受抑或杀灭。（A. 化疗前；B. 化疗后）

6. 指导放疗计划、活检及介入治疗的定位 目前放疗是向高精度治疗方式发展，比如三维适形调强放疗，或缩野放疗肿瘤内扩大剂量治疗，对于各种治疗方式而言，精准定位肿瘤边缘十分重要。亦即大体肿瘤体积（gross target volume，GTV）十分重要，如果不能精准定位，就会导致放疗失误或是损伤正常组织。若利用解剖成像进行定位，可能会导致 GTV 的范围大于实际肿瘤大小。[18]F-FDG PET/CT 显像可提供有代谢活性肿瘤的大小范围，明确肿瘤边界，给精确规划肿瘤生物靶区（biological target volume，BTV）提供依据，同时可以发现更多的肿瘤外部侵犯和远处转移而扩大治疗计划，还可以通过鉴别肿瘤与周围的良性病变（如肺不张、组织坏死等）而缩小由解剖层面确定的肿瘤放疗靶区，可有效降低正常组织放射损伤的可能性。此外，在肿瘤活检及介入治疗方面可以通过[18]F-FDG PET/CT 代谢显像提供的信息，选择肿瘤内最可能获得诊断信息的活检区域，进行病理诊断（图4-9）。

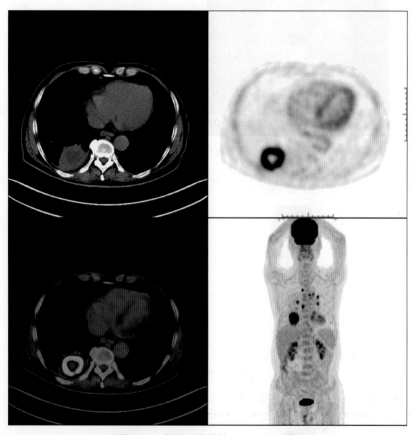

图 4-9　右肺下叶肿块 PET/CT 显像

患者，男性，咳嗽咳痰 20 余天，伴痰中带血。发热，最高 38℃。PET/CT 检查见右肺下叶后基底段类圆形混杂密度影伴环形异常显像剂浓聚，最大 SUV 约 11.6，内部显像剂缺损。通过 PET/CT 显像可以很明确的显示出有活性的肿瘤组织及中央坏死组织，为指导临床穿刺活检提供了可靠信息。

第二节　其他代谢显像在肿瘤中的应用

一、核苷酸代谢显像

（一）显像原理

肿瘤病变中细胞增殖异常活跃，通过评估肿瘤的增殖情况，能够反映肿瘤的生长特性。核苷酸代谢显像是通过核酸的合成和代谢，反映细胞分裂增殖的情况，评估细胞增长的快慢，进而反映组织的功能和生长特性。

（二）显像剂及方法

较常用的核苷酸代谢显像剂包括[11]C-胸腺嘧啶（[11]C-TdR）和[18]F-氟胸腺嘧啶（3′-deoxy-3′-^{18}F-fluorothymidine，[18]F-FLT）。因为[11]C 标记的胸腺嘧啶半衰期短、在血清中清除快等局限性，目前广泛使用的核苷酸代谢显像剂为[18]F-FLT。[18]F-FLT 是一种胸腺嘧啶类似物，能够进入细胞内，被细胞质内的胸腺激酶-1（thymidine kinase-1，TK-1）磷酸化形成磷酸盐。该磷酸盐不能参与 DNA 的合成，也不能返回到组织液中，只能滞留在细胞内堆积。增殖活跃的细胞内 TK-1 表达增高，进而对[18]F-FLT 的摄取增加，通过[18]F-FLT 显像反映肿瘤细胞的增殖状态。

静脉注射显像剂[18]F-FLT 后休息 50 min 进行 PET/CT 显像。采集方法及后处理同[18]F-FDG PET/CT 显像。

（三）图像分析

正常情况下，[18]F-FLT 主要聚集在骨髓、肝；由于其由泌尿系统排泄，[18]F-FLT 也会在肾和膀胱中聚集。

（四）临床应用

^{18}F-FLT 显像在脑胶质瘤、肺癌、食管癌、软组织肉瘤及淋巴瘤中有重要的临床应用价值。脑胶质瘤细胞分裂增殖活跃，能特异性地高摄取[18]F-FLT，而正常脑细胞和炎症组织细胞分裂增殖活性低，相对的低摄取[18]F-FLT，根据[18]F-FLT 摄取的高低，可鉴别脑胶质瘤放疗后的炎症和肿瘤复发。[18]F-FLT 作为一种反映肿瘤细胞增殖的显像剂，在肿瘤细胞中高摄取，在炎症细胞中低摄取，有助于鉴别肺癌与炎性病变，诊断肺癌特异性较高、假阳性较低（图 4-10）。在食管癌的应用中，[18]F-FLT 显像有助于勾画病灶的放疗靶区，减少对肺和心脏的不必要照射。[18]F-FLT 摄取往往在治疗开始时就迅速减低，[18]F-FLT 显像能更准确地反映食管鳞状细胞癌放化疗后的增殖改变，有助于区分放疗后的炎性病变和肿瘤残留。

但是[18]F-FLT 在肝发生葡萄糖醛酸化导致较高的生理性摄取，[18]F-FLT 经尿液排泄导致泌尿系统生理性摄取较高，增殖活跃的骨髓也高摄取[18]F-FLT，上述因素导致在肝、骨髓及泌尿系统疾病中的应用有一定的局限性。

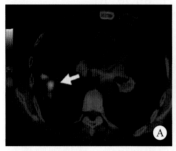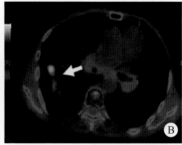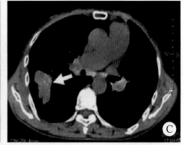

图 4-10　右肺肿块^{18}F-FDG 及^{18}F-FLT 双示踪剂显像

患者，男，49 岁，右肺占位，进行糖代谢显像（^{18}F-FDG）及肿瘤细胞增殖代谢显像（^{18}F-FLT）（间隔 24 h），显示肿瘤组织对两种显像剂都呈高摄取，术后病理类型：鳞状细胞癌（A. ^{18}F-FDG PET/CT 融合断层；B. ^{18}F-FLT PET/CT 融合断层；C. 相同层面 CT 断层）。

二、乙酸盐代谢显像

（一）显像原理

乙酸盐是一种生理代谢物，在细胞的代谢中有重要作用。肿瘤细胞对乙酸盐摄取的确切机制尚不清楚。一种观点认为：细胞摄取乙酸盐的量与脂肪合成、磷脂膜形成呈正相关，乙酸可以进入肿瘤细胞的脂质池中，参与游离脂肪酸合成，肿瘤细胞增殖旺盛时，细胞内的脂肪代谢活跃，肿瘤组织中脂肪合成增加，导致乙酸盐在肿瘤组织中浓聚，通过乙酸显像可反映肿瘤脂肪代谢情况。另外一种观点认为：肿瘤细胞摄取乙酸盐主要参与三羧酸代谢循环，反映细胞内有氧代谢情况，低度恶性、生长缓慢的肿瘤细胞以有氧代谢为主，乙酸盐显像可用于低度恶性的肿瘤。

（二）显像剂及方法

乙酸盐代谢显像的常用显像剂为^{11}C 标记的乙酸盐（^{11}C-Acetate）。注射显像剂后 10 min 采集 PET/CT 图像。

（三）图像分析

正常情况下，胰腺显影清晰，肝和前列腺中度摄取，脑、双肺放射性滞留少，泌尿系统的排泄非常少。

（四）临床应用

^{11}C-Acetate 显像在脑胶质瘤、肺癌、肝癌、肾细胞癌和前列腺癌等恶性肿瘤中有较好的应用价值。^{11}C-Acetate 不能通过血-脑屏障，在正常脑组织中摄取很低，脑肿瘤细胞高摄

取^{11}C-Acetate，能清晰显示肿瘤的侵犯范围。^{11}C-Acetate 显像诊断前列腺癌的灵敏度、特异度均较高，可在前列腺特异性抗原浓度<0.8 mg/L 时早期发现前列腺癌。^{11}C-Acetate 显像能准确地显示前列腺癌的侵犯范围及盆腔内淋巴结转移情况，在疗效评估及指导个性化治疗方案中有重要意义。^{11}C-Acetate 显像对高分化肝细胞癌的阳性检出率高，^{18}F-FDG 显像对中、低分化肝细胞癌的阳性检出率高，联合两种显像，有助于肝细胞癌的诊断（图 4-11）。^{11}C-Acetate 显像应用于肾细胞癌，有助于弥补^{18}F-FDG 显像的不足。

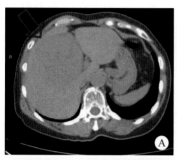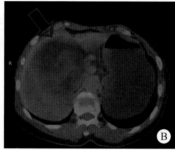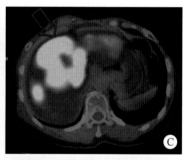

图 4-11　肝细胞癌^{18}F-FDG 及^{11}C-Acetate 双示踪剂显像

患者，男，68 岁，肝高分化肝细胞癌，行糖代谢显像（^{18}F-FDG）及乙酸盐代谢显像（^{11}C-Acetate），显示肿瘤组织对两种显像剂摄取不同，^{18}F-FDG 摄取较低，而^{11}C-Acetate 摄取高（A. 肝肿物 CT 断层；B. 相同层面^{18}F-FDG PET/CT 融合断层；C. 相同层面^{11}C-Acetate PET/CT 融合断层）。

三、氨基酸代谢显像

（一）显像原理

氨基酸参与蛋白质的合成、转运和调控。恶性肿瘤细胞快速增殖，通过氨基酸转运体高度摄取氨基酸，促使氨基酸转运及参与蛋白质合成增加。氨基酸代谢显像是通过靶向氨基酸转运体，探测肿瘤细胞中氨基酸的浓度，反映肿瘤细胞的代谢和氨基酸转运体的表达。

（二）显像剂及方法

常用显像剂包括^{11}C-蛋氨酸（^{11}C-methionine，^{11}C-MET）、^{18}F-氟乙基-L-酪氨酸 [O-(2-^{18}F-fluoroethyl)-L-Tyrosine，^{18}F-FET]、^{18}F-氟-α-甲基酪氨酸（^{18}F-α-methyl tyrosine，^{18}F-FMT）、^{18}F-氟代多巴（^{18}F-fluorodopa，^{18}F-DOPA）等。^{11}C-MET 是目前临床应用最为广泛的氨基酸代谢显像剂。注射显像剂^{11}C-MET 10～15 min 后可行局部 PET/CT 显像。

（三）图像分析

^{11}C-MET 在正常人体内的分布主要集中在肝、肠道等消化系统，药物不经过泌尿系统排泄，膀胱内尿液不显影，脑部显像本底计数低。

（四）临床应用

[11]C-MET 显像在脑肿瘤、头颈部肿瘤、肺癌和淋巴瘤等恶性肿瘤中有重要的临床应用价值；在胰腺、肝及肾恶性肿瘤中有一定的局限性，因为[11]C-MET 正常生理分布主要见于胰腺、唾液腺、肝和肾。[11]C-MET 显像在脑肿瘤的应用中有显著优势，肿瘤组织对[11]C-MET 摄取高，正常脑组织对[11]C-MET 摄取低，增加了肿瘤与周围正常脑组织的对比度，对于脑肿瘤的诊断、分级有重要价值；炎症组织对[11]C-MET 摄取少，有助于鉴别脑胶质瘤术后残留与炎症、放疗后复发与炎症，能为个体化放疗计划提供更有价值的信息（图 4-12）。[18]F-FET 显像可用于诊断低级别胶质瘤，可能有助于低级别胶质瘤的再分层诊断和治疗预后的判断。2016 年，欧洲放疗协会关于胶质母细胞瘤靶区勾画指南中指出：与增强 MR 相比，[11]C-MET、[18]F-FET PET 显像可以更准确地鉴别放疗后炎症与肿瘤残留病灶，对于第二阶段治疗可能有一定的指导意义。

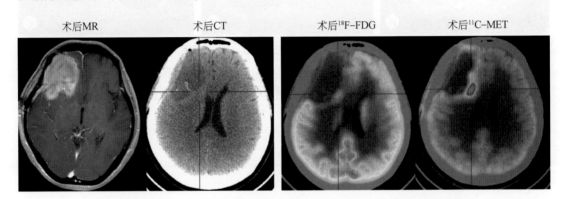

图 4-12　额叶胶质母细胞瘤术后 MR、CT、[18]F-FDG 及 ^{11}C-MET PET 显像

男性，额叶胶质母细胞瘤（WHO Ⅳ级）术后，MR 和 CT 显示右侧额叶呈术后改变，[18]F-FDG PET 显像病灶切缘轻度摄取增高影，难以判断良恶性；[11]C-MET 显像切缘局限代谢增高，诊断为胶质瘤残留病灶。

四、胆碱代谢显像

（一）显像原理

胆碱在体内有 3 种代谢途径：氧化反应、乙酰化反应和磷酸化反应。其中与肿瘤显像相关的是磷酸化反应。胆碱在胆碱激酶的作用下磷酸化生成磷酸胆碱，进一步转化为胞嘧啶二磷酸胆碱，再转化为磷脂酰胆碱整合到细胞膜上。肿瘤细胞的分裂和增殖极为旺盛，其细胞膜的生物合成异常活跃，需要大量胆碱为原料合成磷脂酰胆碱；肿瘤细胞中胆碱转运载体和胆碱激酶活性增高，也导致胆碱摄取增加。胆碱在肿瘤细胞中被磷酸化后就滞留在细胞内，通过胆碱代谢显像可反映细胞膜的合成情况，评估细胞增殖状态。

（二）显像剂及方法

胆碱代谢显像中最常用的显像剂为[11]C-胆碱（[11]C-choline，[11]C-CHO）。注射显像剂后 10 min 采集图像。

（三）图像分析

[11]C-CHO 的正常生理分布见于肝、脾、肾皮质和唾液腺，除脉络丛和垂体外，正常脑组织几乎不摄取。

（四）临床应用

肿瘤与正常组织的[11]C-CHO 显像差异显著，有利于更好地发现病变组织并明确病变的范围，已应用于脑肿瘤、肺癌、食管癌、结肠癌、膀胱癌、前列腺癌等恶性肿瘤。[11]C-CHO 生理分布见于肝、脾、肾皮质和唾液腺，对上述部位病变的诊断有一定的局限性。

[11]C-CHO 显像对高分化肝细胞癌的阳性检出率高于对中、低分化肝细胞癌，可能更适用于诊断分化较好的肝细胞癌，与[18]F-FDG 显像有一定的互补（图 4-13）。前列腺癌组织摄取[11]C-CHO 显著高于正常前列腺及前列腺增生组织，[11]C-CHO 显像有助于诊断前列腺癌（图 4-14）。[11]C-CHO 经肝胆系统排泄，膀胱和尿液不摄取，[11]C-CHO 显像有利于判断前列腺癌有无侵犯膀胱基底和精囊腺，盆腔内有无淋巴结转移及骨转移，在前列腺癌的分期中有重要作用。[11]C-CHO 显像在前列腺癌治疗后前列腺特异抗原（prostate-specific antigen，PSA）升高的疗效监测中有重要价值，也可用于区分高摄取[11]C-CHO 的肿瘤复发与低摄取[11]C-CHO 的坏死/炎症。

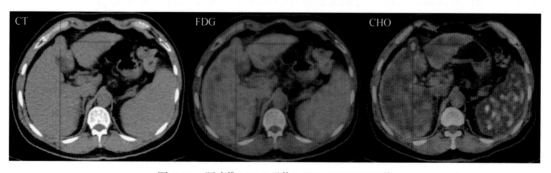

图 4-13 肝癌[18]F-FDG 及[11]C-CHO PET/CT 显像

男性，发现肝占位病变，CT 示肝右叶近膈顶低密度影，向外凸出，[18]F-FDG 显像无明显摄取，而[11]C-CHO 示局限代谢增高，提示中高分化肝细胞癌。病理诊断为中分化肝细胞癌。

五、乏氧代谢显像

肿瘤组织乏氧是恶性肿瘤的一个显著生物学特征，乏氧不仅使肿瘤组织产生保护蛋白增加对放化疗的抵抗性，还使肿瘤内氧调节蛋白、血管内皮生长因子等表达增加，增加肿

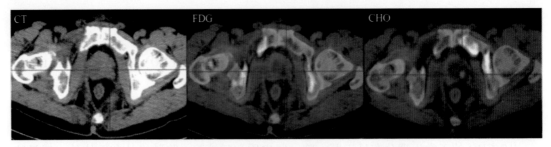

图 4-14　前列腺癌 ^{18}F-FDG 及 ^{11}C-CHO PET/CT 显像

男性，因骨痛就诊行全身 ^{18}F-FDG 显像。CT 示前列腺左外侧叶向外凸出，^{18}F-FDG 摄取轻度增高，全身多发骨骼代谢增高；^{11}C-CHO 示前列腺左外侧叶代谢局限增高，考虑前列腺癌（Gleason 评分为 7 分）。

瘤细胞的侵袭性，导致肿瘤转移及复发。

（一）显像原理

肿瘤细胞以血管为中心呈环状排列，靠近血管处细胞氧和营养物质供应充分，肿瘤细胞增殖迅速，在离血管半径 20 μm 以外的区域，细胞大量坏死凋亡形成坏死区，两者之间有一厚度为 10～20 μm 的细胞层，氧扩散减慢导致细胞氧供不足，即为乏氧细胞；乏氧细胞的存在可增加肿瘤放、化疗的抵抗；肿瘤显像剂能选择性地滞留在肿瘤乏氧组织或细胞中，并通过核医学显像探测组织的缺氧与否及程度。

（二）显像剂及方法

乏氧显像剂一般具有高渗透性和低氧化还原特性，前者便于其达到细胞内线粒体，后者利于其在正常细胞稳定而在乏氧细胞被异常高浓度的电子还原。通常包含三部分：乏氧靶向基团（识别区）、连接基团及放射性核素（图 4-15），可分为硝基咪唑类和非硝基咪唑类显像剂，具体见表 4-1。

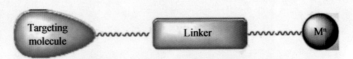

图 4-15　乏氧显像剂结构示意图

乏氧显像剂的三部分：乏氧靶向基团（识别区）、连接基团及放射性核素。

表 4-1　常用乏氧显像剂

常见的显像剂	生理代谢	优点	缺点
^{18}F-MISO （图 4-16）	可选择性的滞留于乏氧组织及细胞中	仅对乏氧活细胞敏感，最早用于临床	末梢神经毒性，且从正常组织和血液中清除较慢，病灶/本底计数比低
^{18}F-FETNIM （图 4-17）	肾中代谢最高，脂肪和骨骼中代谢较低，脂溶性较低	亲水性强、毒性低	摄取值变异性大

续表

常见的显像剂	生理代谢	优点	缺点
^{18}F-FAZA	通过肾从血液、内脏和肌肉组织中消除	弥散速度快，很快经过肾排泄	在肿瘤组织中摄取低
^{99m}Tc-HL91	可被肿瘤细胞内的乏氧组织选择性摄取	合成简单，血液清除快，无细胞毒性，对乏氧组织亲和力高	在肝、肠道、胃中摄取增高，限制了腹部的应用

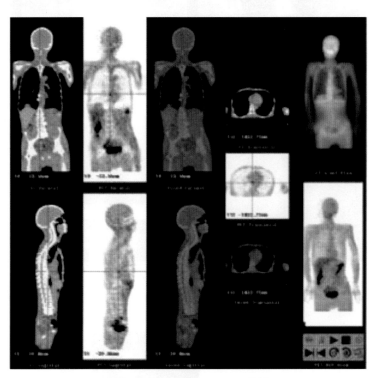

图 4-16　^{18}F-MISO PET/CT 显像

肿瘤乏氧的检测方法有很多种，比如氧电极测定、乏氧标志物测定、彗星电泳、组织形态分析、放射性核素显像等。较常用的有放射性核素显像，一些放射性核素标记的乏氧显像剂能选择性浓集于肿瘤乏氧组织，用相关影像设备 SPECT 或 PET/CT 进行数据采集，从而实时监测肿瘤乏氧程度，该方法具有无创性、定量化和可重复性等特点，可动态检测肿瘤的乏氧状态（图4-18）。

（三）临床应用

三维适形调强放射治疗：通过对病灶进行靶区勾画，调节靶区内剂量强度，或应用放射增敏剂，在减少或不增加正常组织损伤基础上增加肿瘤的照射剂量，提高肿瘤的放疗效果；PET/CT 功能代谢影像的应用，为勾画靶区和精确治疗提供了有力工具。

预测疗效及评估预后：肿瘤乏氧的程度与疗效密切相关。在乏氧情况下，肿瘤细胞不同程度地抵抗放疗和化疗；在放疗前改善其乏氧状态可增强放疗的效果。另外，肿瘤乏氧也与预后有关，是预后差的因素之一。

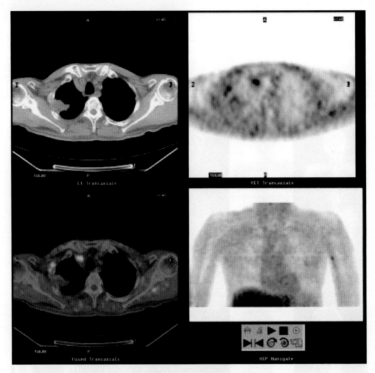

图 4-17　^{18}F-FETNIM PET/CT 显像

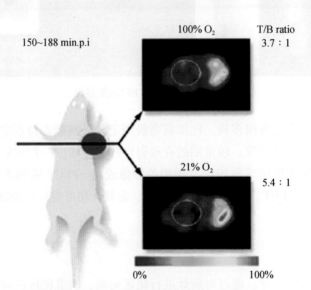

轴向层面厚度(Axial slice chickness): 2 mm
大鼠胰腺外分泌细胞株肿瘤(AR42J-Tumor)
肿瘤重量(Tumor weight): 1.3 g

图 4-18　^{18}F-FAZA 鼠肿瘤模型显像图

六、凋亡显像

细胞凋亡是一种由多基因调控的主动性死亡过程，见于胚胎发育、组织分化、免疫调节等多种生理过程及恶性肿瘤、免疫疾病等病理过程。活体细胞凋亡分子显像对疗效评估、进程检测以及某些疾病的早期诊断具有重要意义。

（一）显像原理

细胞膜上磷脂酰丝氨酸的异常表达与肿瘤细胞凋亡密切相关，磷脂结合蛋白（Annexin V）与其高度亲和，在正常细胞中包膜完整，磷脂蛋白不能进入细胞内与其结合，而细胞发生凋亡时，细胞膜受到破坏可与其结合，通过对磷脂蛋白进行标记可进行凋亡细胞显像。另外，凋亡细胞通过内源性或外源性途径启动后，会产生多种可识别的特异性化学信号，核素标记的配体与凋亡细胞中特异靶标结合亦可进行显像。

（二）显像剂

详见表4-2。

表4-2 凋亡显像剂种类及原理

显像剂	代表	原理
与磷脂酰丝氨酸特异结合的显像剂	^{99m}Tc-Annexin V ^{123}I-Annexin V ^{18}F-Annexin V	Annexin V是一种钙依赖的磷脂结合蛋白，能专一地结合暴露在细胞膜外的磷脂酰丝氨酸（PS）
靶向 Caspase PET 显像剂	靛红磺胺基类的小分子化合物	靛红磺胺基类的小分子化合物靶向结合 Caspase，对凋亡细胞进行 PET 显像
线粒体膜去电势化的 PET 显像剂	^{18}F-氟苯三苯膦阳离子（^{18}F-FBnTP）	凋亡细胞内线粒体膜电位下降，PET 探针感应其电位下降，造成阳离子探针量减少，摄取信号降低
靶向凋亡细胞膜印迹的 PET 显像剂	Aposense 化合物	包括凋亡爬行酶的活化、细胞膜不可逆去极化和细胞内液的酸化等

（三）临床应用

针对细胞凋亡的标记物研究及凋亡细胞的影像学探测方法已部分应用于临床。肿瘤凋亡显像的变化可在一定程度上提示肿瘤治疗的效果。放化疗可以促进肿瘤细胞的凋亡，通过对凋亡细胞产生的化学信号进行标记显像，可评估放化疗的效果及疾病预后。合理利用凋亡相关因素，通过不同的手段在不同的阶段进行干预，可有效地控制肿瘤的转归，从而达到良好的疗效。

第三节 肿瘤受体显像

一、概述

除葡萄糖、核苷酸等代谢特征外，肿瘤细胞和组织在特定受体的表达类型或数量上同样与正常组织存在着明显差异，可作为肿瘤显像的靶点。肿瘤受体显像是利用放射性核素标记此类肿瘤特异性受体的配体（ligand）或配体类似物，基于配体-受体特异性结合的原理反映生物体中肿瘤受体的分布、数量或亲和力的显像技术。该分子影像技术将肿瘤受体-配体结合的高特异性与核医学影像的高灵敏度相结合，不仅可为肿瘤受体的基础研究提供可视化评估手段，更能为临床提供肿瘤良恶性鉴别、分期分级、疗效预测等重要信息，是肿瘤分子影像研究与临床转化的热点。

此外，以肿瘤受体显像为基础，使用治疗核素替换显像核素而实现的肿瘤放射受体治疗也已成为未来肿瘤治疗的重要发展方向。

本节选取目前较为成熟的 4 种代表性肿瘤受体显像手段进行详细介绍。

二、生长抑素受体显像

（一）显像原理

生长抑素受体（somatostatin receptor，SSTR）是一类 G 蛋白偶联受体，具有 SSTR 1 ~ 5 五种亚型。研究表明，SSTR 高表达于多种神经内分泌肿瘤（neuroendocrine tumor，NET）中，如胃肠胰腺 NET、嗜铬细胞瘤、副神经节瘤、甲状腺髓样癌、小细胞肺癌等。其中又以 SSTR2 亚型的表达占多数。因此，使用^{111}In、^{99m}Tc、^{68}Ga 等放射性核素标记 SSTR 特异性配体可对上述神经内分泌肿瘤进行显像诊断。

（二）显像剂

常用的 SSTR 特异性配体以生长抑素类似物奥曲肽（octreotide）及其改良衍生物 Phe^1-Tyr^3-octreotide（TOC）、Tyr^3-octreotate（TATE）、1-Nal^3-octreotide（NOC）为主。常见的 SSTR 受体显像分子探针及其与各 SSTR 亚型的亲和力见表 4-3。

表 4-3 常见生长抑素受体显像分子探针及其受体亲和力数据

分子探针	亲和力（IC$_{50}$值，单位 nM）					研究进展
	SSTR1	SSTR2	SSTR3	SSTR4	SSTR5	
^{111}In-DTPA-octreotide	>10 000	22±3.6	182±13	>10 000	237±52	获 FDA 批准
^{68}Ga-DOTA-TOC	>10 000	2.5±0.5	613±140	>10 000	73±21	Ⅱ期临床试验

分子探针	亲和力（IC$_{50}$值，单位 nM）					研究进展
	SSTR1	SSTR2	SSTR3	SSTR4	SSTR5	
^{68}Ga-DOTA-TATE	>10 000	0.2±0.04	>10 000	300±140	377±18	获 FDA 批准
^{68}Ga-DOTA-NOC	>10 000	1.9±0.4	40±5.8	260±74	7.2±1.6	Ⅱ期临床试验

数据来源：*J Nucl Med* 2017；58：61S-66S

（三）临床应用

上述常见 SSTR 显像分子探针在人体内可迅速由泌尿系统排泄。除肾、膀胱外，在垂体、甲状腺、肝、脾有不同程度的生理性摄取，其余正常组织呈本底水平，因而对神经内分泌肿瘤具有良好的对比度和很高的临床诊断效能。

临床研究表明，[111]In-DTPA-octreotide 对神经内分泌肿瘤的探测灵敏度可达 89%；研究表明，[68]Ga 标记的 TOC 和 TATE 对神经内分泌肿瘤的诊断灵敏度和特异性分别高达 93% ～ 96% 和 85% ～100%（典型病例见图 4-19）。因此，[111]In-DTPA-octreotide 和[68]Ga-DOTA-TATE 分别于 1994 年和 2016 年获美国 FDA 批准用于临床神经内分泌肿瘤 SPECT 和 PET 显像，具有广阔的临床应用前景。2018 年，基于 SSTR 显像基础研发的肿瘤放射受体治疗药物 Lutathera（[177]Lu-DOTA-TATE）获得美国 FDA 批准上市，成为诊疗一体化分子探针的经典范例。

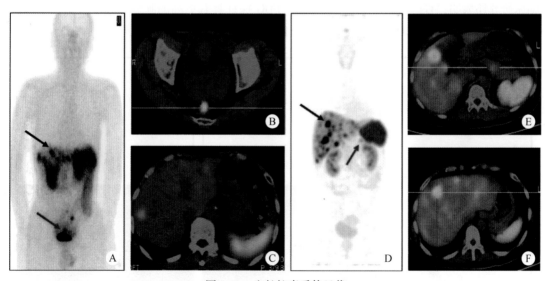

图 4-19　生长抑素受体显像

患者，男，直肠神经内分泌肿瘤伴多发肝转移，[99m]Tc-octreotide 平面及 SPECT/CT 断层成像（A、B、C），红色箭头为直肠原发灶，蓝色箭头为肝转移灶。患者，女，胰腺神经内分泌肿瘤伴多发肝转移，[68]Ga-DOTA-NOC 平面及 PET/CT 断层成像（D、E、F），红色箭头为胰腺原发灶，蓝色箭头为肝转移灶。

三、整合素受体显像

（一）显像原理

整合素（integrin）是一类由 α 亚基和 β 亚基两部分构成的异二聚体跨膜糖蛋白受体，由 αv 和 β3 亚基组成的整合素 αvβ3 是其中的重要成员。整合素 αvβ3 高表达于多种恶性肿瘤细胞表面及肿瘤新生血管内皮细胞膜，而其表达量在成熟血管内皮细胞膜及正常组织细胞中均呈本底水平。整合素 αvβ3 的上述肿瘤特异性表达特征使其成为肿瘤受体显像的理想靶点。

（二）显像剂

整合素 αvβ3 受体可特异性识别多肽分子中的精氨酸–甘氨酸–天冬氨酸（Arg-Gly-Asp，RGD）序列并与之结合，因此，含有 RGD 序列的放射性标记多肽可作为肿瘤整合素 αvβ3 受体显像的分子探针。

（三）临床应用

近年来，先后有多种放射性核素（如[18]F、[68]Ga、[99m]Tc、[64]Cu 等）标记的 RGD 肿瘤分子探针问世并成功开展了临床转化研究。以肺癌为例，[99m]Tc 和 [68]Ga 标记的 RGD 探针对肺癌的 SPECT/CT 和 PET/CT 诊断灵敏度分别可达 88% 和 83.8%，特异性分别可达 67% 和 91.3%。临床研究还表明，[68]Ga 标记的 RGD 探针较[18]F-FDG 探针具有更高的肺癌、肺结核鉴别诊断能力，可将肺癌与肺结核的鉴别特异性由 53.85% 提升至 87.5%（典型病例见图 4-20）。此外，

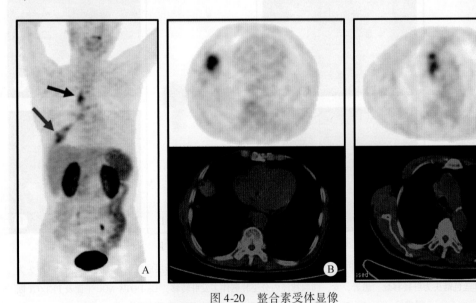

图 4-20　整合素受体显像

患者，男，肺腺癌伴多发纵隔淋巴结转移，[68]Ga-RGD 平面成像（A）及 PET/CT 断层成像（B、C），
红色箭头为右肺下叶原发灶（断层图像见 B），蓝色箭头为纵隔淋巴结转移灶（断层图像见 C）。

RGD 分子探针还在乳腺癌、黑色素瘤、甲状腺癌、卵巢癌等全身其他多种肿瘤中成功开展了临床转化研究，显示了放射性标记 RGD 分子作为一种广谱肿瘤受体显像探针的临床应用潜力。

四、前列腺癌特异性膜抗原显像

（一）显像原理

前列腺特异性膜抗原（prostate-specific membrane antigen，PSMA）是一种 II 型跨膜糖蛋白受体，高表达于前列腺癌细胞或肿瘤新生血管内皮细胞，且表达量随着前列腺癌进展、转移、复发及去势抵抗而增加，是前列腺癌诊断与治疗的特异性分子靶点。此外，研究表明，PSMA 还与前列腺癌的 Gleason 评分及血清 PSA 水平具有一定的相关性，还可作为预测恶性程度及疗效评价的重要指标。

（二）显像剂

目前报道的 PSMA 受体显像探针可分为单克隆抗体大分子探针和脲基类、磷酸酯类、硫醇类等小分子探针两种，其中以 PSMA-11 和 PSMA-617 两种脲基类小分子探针最为常见。

（三）临床应用

PSMA-11 和 PSMA-617 为代表的小分子探针经泌尿系统排泄，在泪腺、唾液腺、肠、脾等脏器可出现生理性摄取，在前列腺癌原发灶及转移灶中具有较高的摄取水平和肿瘤/本底比值。据临床报道，PSMA-11 对前列腺癌原发灶及转移性病变的探测灵敏度和特异性可分别高达88.1%和100%，可通过改变肿瘤分期修正50.8%患者的临床治疗方案，具有优良的前列腺癌诊断效能。此外，该探针还具有优良的肿瘤内化性能，注射后 24 h 的肿瘤/背景组织比值特别高，是极具潜力的肿瘤放射受体治疗探针（典型病例见图 4-21）。

五、类固醇受体显像

（一）显像原理

类固醇激素受体主要包括雌激素受体（estrogen receptor，ER）、雄激素受体（androgen receptor，AR）以及糖皮质激素受体等诸多成员。其中，ER 和 AR 分别是乳腺癌和前列腺癌发生、发展的重要标志性分子，也是肿瘤内分泌治疗疗效及预后评估中的重要因素。因此，对 ER 和 AR 进行活体定量和监测对临床治疗决策至关重要。

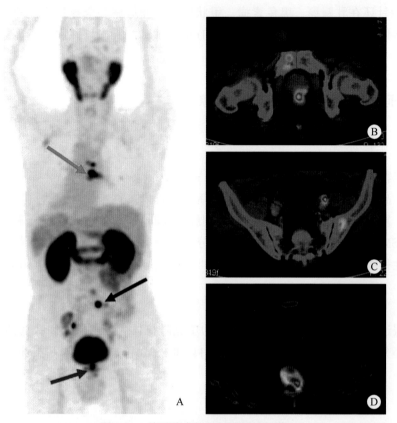

图 4-21　前列腺癌特异性膜抗原显像

患者，男，前列腺癌伴多发淋巴结及骨转移，⁶⁸Ga-PSMA-617 平面（A）及 PET/CT 断层成像（B、C、D），红色箭头
为前列腺癌原发灶（断层图像见 B），蓝色箭头为典型淋巴结转移灶（断层图像见 C），绿色箭头为典型骨转移灶
（断层图像见 D）。

（二）显像剂

常用的 ER 受体显像分子探针包括放射性核素标记的雌二醇及其衍生物、三苯氧胺类
似物等，其中以[18]F-16α-雌二醇（[18]F-Fluoroe-stradio，[18]F-FES）为代表的分子探针已应用于
临床。常用的 AR 受体显像分子探针包括放射性核素标记的睾酮及其衍生物等，其中[18]F-
二氢睾酮（[18]F-16β-fluoro-5α-dihydrotestosterone，[18]F-FDHT）是最具代表性的探针。

（三）临床应用

据文献报道，[18]F-FES 对乳腺癌的诊断灵敏度和特异性分别为 85% 和 75%；更为重要
的是，[18]F-FES 对乳腺癌内分泌治疗有效或无效的预测准确率可分别高达 79% 和 100%，对
临床治疗决策具有重要的指导意义。此外，[18]F-FES 在卵巢癌、脑膜瘤等其他雌激素相关肿
瘤中也具有一定的临床应用价值。

^{18}F-FDHT 对 AR 阳性的前列腺癌原发灶及转移灶均具有灵敏的显像能力，并对患者生

存期具有良好的预测价值。目前，^{18}F-FDHT 已成为前列腺癌靶向药物临床试验中对 AR 进行定量评估的标准影像学工具。

六、表皮生长因子受体显像

表皮生长因子受体（epidermal growth factor receptor，EGFR）是一种具有酪氨酸激酶活性的多功能跨膜糖蛋白，分为三个区域：与膜外识别并结合配体的氨基端区域，位于细胞膜中间的跨膜区，以及膜内氨基酸残基和羧基端区域。EGFR 普遍表达于人体的表皮细胞和基质细胞，在部分肿瘤细胞存在过度表达，促进肿瘤细胞的增殖、血管生成、黏附、侵袭和转移，抑制肿瘤细胞的凋亡。

（一）显像原理

EGFR 与核内染色体相连，靶细胞膜上 EGFR 与其配体结合后可通过直接诱导特殊核蛋白的磷酸化而发挥其生理功能。通过对其结合物进行放射性标记监测细胞基因表达和代谢活性或以其为靶点进行抗肿瘤治疗，可达到肿瘤监测与治疗的目的。

（二）显像剂

1. EGFR 抗体标记显像　放射性标记 EGFR 抗体可进行 EGFR 显像，无创性显示 EGFR 表达状况，用^{111}In 标记西妥昔单抗、用螯合剂连接^{99m}Tc 和西妥昔单抗或用 1，4，7，10 四氮杂环十二烷-1，4，7，10 四乙酸（1，4，7，10-tetraazacyclododecane-1，4，7，10-tetracarboxylic acid，DOTA）连接^{64}Cu 和西妥昔单抗均可进行肿瘤显像。虽然 EGFR 抗体显像已获得了可信的图像，但仍存在许多问题，有待进一步研究。

2. 表皮生长因子（epidermal growth factor，EGF）标记显像　EGF 是 EGFR 的天然配体，适合行 EGFR 显像。用 DOTA 连接^{68}Ga 和 hEGF，具有高特异性摄取、快速内化及高放射活度等特点，但 hEGF 分子体外稳定性较差、标记困难，为进一步研究应用带来困难。

3. 小分子抑制剂标记显像　EGFR 小分子抑制剂的标记物主要为喹啉家族的衍生物，其主要作用机制为竞争性结合细胞内 ATP 结合位点。其中研究较多的有 ML01 ~ ML08，ML01 为可逆性酪氨酸激酶抑制剂，可被细胞内高浓度 ATP 竞争性地快速清除；ML03 代谢快、生物利用度低、肿瘤内聚集量少，不适合作为肿瘤显像；^{11}C 或^{18}F 标记 ML04 具有高度生物稳定性和低代谢率，适合分子显像。

4. 以 EGFR-TK 为靶点的显像剂^{11}C-PD153035　^{11}C-PD153035 能够和 EGFR-TK 竞争性结合，在体外可被肿瘤细胞快速摄取，且摄取量与肿瘤细胞 EGFR 表达水平呈正相关，经静脉注射后在人体血液内被快速清除，主要由肝、肾排泄，血池本底低，具有良好的应用前景。

（三）临床应用

1. 疗效监测与预后评估　对表皮鳞癌、结直肠癌、乳腺癌、卵巢癌、非小细胞肺癌等肿瘤的研究表明，EGFR 信号转导失调与肿瘤发展密切相关，通过 EGFR 分子显像，可监测肿瘤的进展，从而制订临床诊疗计划。另外，肿瘤中 EGFR 的表达水平与放射抗拒呈正相关，因此通过分子显像可监测肿瘤放疗效果及预后。

2. 指导分子靶向治疗 分子靶向治疗已成为肿瘤治疗的重要手段之一。EGFR 高表达的肿瘤需要针对 EGFR 的靶向治疗，EGFR 的 PET 显像可对选择适用靶向治疗的患者、评价靶向治疗的疗效有帮助。

3. 与化疗联合 西妥昔单抗与伊立替康联合治疗 EGFR 阳性、伊立替康治疗失败或无法耐受伊立替康化疗的晚期大肠癌；吉非替尼联合化疗对大肠癌以及埃罗替尼联合化疗对胰腺癌均有较好的疗效。

第四节 放射免疫显像

放射免疫显像（radioimmunoimaging，RII）是指将现代免疫学的基本原理与核素标记技术、核素探测技术以及核医学图像处理技术相结合的一种显像方法。它于 20 世纪 50 年代问世后，随着 20 世纪 70 年代单克隆抗体（monoclonal antibody，McAb）和 80 年代基因工程抗体的出现取得快速发展，特别是 RII 的高特异性与正电子发射断层成像（PET）结合起来形成的免疫 PET（Immuno-PET），更为 RII 的临床研究和应用提供新途径。

一、显像原理

肿瘤放射免疫显像是将放射性核素标记的抗体引入人体后与其肿瘤相应抗原特异结合，使肿瘤组织内浓聚大量放射性核素，通过体外射线装置探测放射性活度在体内的分布，对肿瘤进行定位、定性诊断，评价治疗反应，鉴别肿瘤复发与炎症或纤维化组织。由于抗原–抗体的结合是特异性的，因此不受炎症病变等因素干扰。

二、显像剂与方法

1. 显像剂 RII 的显像剂由放射性核素和抗体两部分组成，其使用剂量和方法根据所使用的显像剂类型不同而有较大差异。

（1）标记用放射性核素：目前用于标记抗体的放射性核素主要有 ^{131}I、^{123}I、^{111}In 和 ^{99m}Tc 等。放射性碘是最早和最常用于 RII 的核素，优点是易于标记，标记物稳定，标记方法成熟，而且 ^{131}I 除了发射 γ 射线外，其发射的 β 射线还可用于肿瘤的放射免疫治疗。^{131}I 的缺点是 γ 射线能量偏高，不利于获得高质量的影像。^{99m}Tc 是比较理想的显像用放射性核素，物理性能佳、图像质量好、来源方便。^{123}I 和 ^{111}In 的物理性能也适于获得高质量的显像，半衰期也较合适，其缺点是需要通过回旋加速器生产，来源不方便。此外，一些适用于 Immuno-PET 的正电子核素，如 ^{68}Ga、^{18}F、^{64}Cu、^{89}Zr、^{86}Y、^{76}Br 等正在进行研究，已初步显示出令人鼓舞的试验结果。

（2）抗体：RII 所用的抗体很多，不同肿瘤的诊断需要选择不同的抗体。RII 早期使用多克隆抗体。杂交瘤技术建立后，广泛选择 McAb。但 McAb 也存在一些问题，如血中清除慢，导致本底高；标记抗体被肿瘤吸收少，造成靶区与非靶区（T/NT）的放射比值较低；鼠源性抗体易产生人抗鼠抗体（human anti-mouse antibody，HAMA），引起过敏反应。为此研究者采用分子质量较小的抗体片段 [F（ab'）2，Fab] 取代完整抗体，取得良好的效果。近年来，随着基因工程技术的发展，人源化抗体、微型抗体、双特异性抗体、抗体酶以及基因重组免疫毒素的相继问世。这些新型抗体保留了原抗体与抗原结合的特异性和亲合力，消除或不同程度地降低了人体异源性反应，普遍有在体内清除快、本底低等特点，显示出较好的应用前景。

2. 方法

（1）给药途径：静脉给药是 RII 最常用的给药途径，用药时将标记抗体加入到 250～500 ml 生理盐水中缓慢滴注或用 5～10 ml 生理盐水稀释后缓慢推注，同时密切观察患者反应。此法有血池本底高的缺点，但临床应用时给药方便。皮下注射也可用于 RII，此法多用于放射免疫淋巴显像，但标记抗体流经淋巴系统时会被其中的巨噬细胞吞噬，出现非特异性结合。体腔给药包括胸腔注射、腹腔注射、支气管给药及膀胱插管给药，主要用于探测胸腔、腹腔、肺及膀胱等的肿瘤及其转移灶。与静脉给药相比，肿瘤定位快、血本底较低，抗体用量可减少，T/NT 比值高、全身毒性小。

（2）显像条件：根据所使用的显像剂类型不同，其显像条件和时间也不一样，一般注射显像剂后根据不同显像剂的最佳显像时间进行局部平面和全身显像，必要时对重点观察部位行断层显像。应用[131]I 标记单抗显像时，在显像前 3 日开始服用卢戈液，每次 3～10滴，每日 3 次；使用[99m]Tc 标记的抗体时，给药前半小时口服过氯酸钾 400 mg。给药前皮试，严重过敏者禁用。

三、临床应用

（1）结（直）肠癌（colorectal cancer）：传统的检查如纤维结肠镜和钡灌结肠等对结（直）肠癌的诊断具有很大帮助，但不能了解肿瘤肠外侵犯及转移情况，对肿瘤术后腹腔、盆腔复发的诊断也无能为力。RII 不仅能特异性显示肿瘤的位置、数目、有无远处转移，而且对手术方式的选择、病期和预后估计均有一定价值。[111]In-OncoScint 是经美国 FDA 批准应用与临床的 RII 显像剂，多中心研究显示[111]In-OncoScint 诊断结肠癌的灵敏度约为 65%左右，特异性 76%，阳性预测值 97%，阴性预测值较低（19%），约有 25% 的患者因显像改变了治疗方案。结肠癌术后由于局部解剖关系的改变，有瘢痕或水肿形成，使 CT、超声等检查的准确度较低。RII 对复发性大肠癌诊断特异性为 57%，而 CT 诊断的特异性仅 17%。

（2）卵巢癌（ovarian cancer）：是导致妇女死亡的最常见肿瘤之一，5 年生存率约为39%。国外研究者于上世纪 80 年代首次用抗癌胚抗原多克隆抗体对卵巢癌患者进行放射免疫显像，从而将此技术引入临床。此后相继应用于卵巢癌放射免疫显像的单克隆抗体主要有抗糖类抗原（carbohydrate antigen，CA）125 单抗、抗癌胚抗原单抗、抗胎盘碱性磷酸酶单抗等。[111]In-OncoScint 是常用的放射免疫显像剂，其能够显示卵巢癌病变部位、确定转移范围及其隐匿性病灶，包括原发灶、粟粒样播散，指导卵巢癌手术方式的选择。[111]In-OncoScint 诊断卵巢癌原发和复发病灶的敏感性为 60% ~ 70%，特异性 55% ~ 60%，阳性预测值 83%。对于卵巢癌复发和扩散的患者，[111]In-OncoScint 的敏感性（60%）优于 CT（30%）。

（3）前列腺癌（prostate cancer）：是男性常见的恶性肿瘤之一，在美国是男性的第二大杀手，其发病率有增高趋势，5 年生存率大约 50%。前列腺癌的放射免疫显像常采用抗前列腺特异性膜抗原（PMSA）抗体、抗人精浆蛋白抗体、抗前列腺酸性磷酸酶抗体等作为标记抗体。其中，抗 PMSA 抗体放射免疫显像是目前研究最为成熟的用于前列腺癌诊断的放免显像方法。[111]In-CYT-356 已被美国 FDA 批准上市，商品名为 ProstaScint，许多研究表明[111]In-CYT-356 诊断前列腺癌的灵敏度为 60% ~ 80%，特异度为 70% ~ 90%，且具有良好的可重复性，其检测盆腔淋巴结转移的灵敏度、特异性、准确性均优于 CT 和 MRI，特别是在判断术后 PSA 升高是局部复发还是远处转移具有独特的优越性。

（4）肺癌：病理类型比较复杂，包括肺鳞癌、小细胞肺癌、肺腺癌等。尽管不同的病理类型可选用不同的抗体，但 RII 的效果不一样，其中肺鳞癌摄取单克隆抗体最高，其次为小细胞肺癌，两者的检出率均可达 90% 以上，而肺腺癌则对单克隆抗体的摄取较低，其检出率仅为 33% 左右。国外报道采用[111]In 标记的 FO23C5 的 F（ab'）$_2$ 片段对 131 例小细胞肺癌患者进行放射免疫平面显像、SPECT 断层成像及 CT 检测，结果三者对肺癌淋巴转移的诊断准确性分别为 76%、74% 和 71%，诊断灵敏度分别为 45%、77% 和 64%，特异性为 88%、72% 和 74%，三者之间的差异无显著性。Verluma 是美国 FDA 批准应用于临床的抗体，它是一种鼠源性抗 40 kD 糖蛋白 IgG$_2$b 单抗 NR-LU-10 的 Fab' 片段。国外多中心研究显示，[99m]Tc 标记的 Verluma 对小细胞肺癌分期的准确性为 82%，确定病灶范围的阳性预测值为 94%，探测肿瘤的敏感性为 77%，优于其他任何单项诊断试验。

（5）RII 还可以用于诊断肝癌、宫颈癌、胰腺癌、恶性黑色素瘤、肾肿瘤、不明原因发热、心肌炎、动脉粥样硬化等疾病。

四、RII 发展趋势

放射免疫显像灵敏度、特异性高，对转移病灶及隐匿性病灶能直接定性和定位。但临床初步应用并未达到预期效果，存在一些问题，如靶/非靶比不高，肿瘤抗原的异质性，抗体在体内降解或非特异性结合，鼠源抗体的异源性等均影响显像和治疗效果，限制了其推广应用。对此人们提出了多种改进方法，如减本底技术（[111]In-McAb/[99m]Tc-红细胞双核素显像扣除血池本底）、单抗片段使用、第二抗体结合血循环中未定位于肿瘤部位的标记抗体、冷抗体（即非标记抗体，预先注射可减少标记抗体在肝脾积聚）、亲和素-生物素预定位技术、局部给药等提高靶/非靶比值等，在一定程度上促进了 RII 的发展。但寻找针对肿瘤的特异性抗原决定簇的特异抗体或者进行抗体改造，选择合适的核素和标记方法，确保标记后抗体的免疫活性和稳定性，避免鼠源性抗体的 HAMA 反应的产生仍为今后的研究方向。

采用细胞和基因工程技术对 McAb 结构进行改造，制备人源化抗体，减少 HAMA 反应，增加组织穿透性，提高靶/非靶比值，改善结合特异性和亲和力。针对不同疾病研制更多新的 RII 显像剂，并采用发射 β 射线的核素标记，用于肿瘤的放射免疫治疗。采用正电子核素如^{89}Zr 等标记抗体，将 PET 的高分辨率与 RII 的高特异性相结合的 Immuno-PET，可以明显提高影像质量。

总之，RII 的有关问题正在进一步发展和研究中，将来有望成为肿瘤诊断的一种重要手段。

第五节　分子影像引导下的肿瘤介入治疗

一、肿瘤介入治疗的范畴

肿瘤介入治疗（tumor interventional therapy）是在影像学引导下通过血管及非血管对肿瘤进行局部治疗的一种微创治疗方法。肿瘤的介入治疗包括血管介入和非血管介入，前者主要指经动脉灌注化疗和栓塞术，后者主要指经皮穿刺行肿瘤消融术及局部放射性粒子植入近距离放射治疗等。

肿瘤血管介入技术主要包括：①经血管栓塞术；②经血管药物灌注术。肿瘤非血管介入技术主要包括：①经皮穿刺活检术；②经皮穿刺引流术；③经皮穿刺放射性粒子植入术；④经皮穿刺肿瘤消融术（包括射频、微波、冷冻、点穿孔及化学消融）。

1. 肿瘤血管介入技术　肿瘤血管介入技术是在影像学设备的引导下，利用相应介入器械经血管路径进行肿瘤局部治疗的操作技术。首先用穿刺针穿刺股动脉血管，拔出针芯置入导丝，沿导丝将导管插入血管内，通过血管通路将导丝及导管插入肿瘤供养血管，之后进行栓塞治疗或药物灌注治疗（图 4-22）。

2. 肿瘤非血管介入技术　肿瘤非血管介入技术也是在影像学设备的引导下，经皮穿刺到肿瘤部位对肿瘤组织进行直接活检或局部治疗（图 4-23）。根据肿瘤的位置及预定的诊疗方案我们可以选择最适合的穿刺器械。

二、分子影像引导的介入治疗的临床应用

我们以往所提到的影像引导是由常规医学影像设备引导的，例如超声、数字减影血管造影术、CT 及 MR 引导下进行的肿瘤介入治疗，而分子影像引导就是在分子影像设备的成像同时或成像后利用分子图像作为引导进行的肿瘤的介入治疗。分子影像引导在未来具有较大前景及优势，主要原因是：①肿瘤分子成像越来越普及，应用方便；②肿瘤的分子

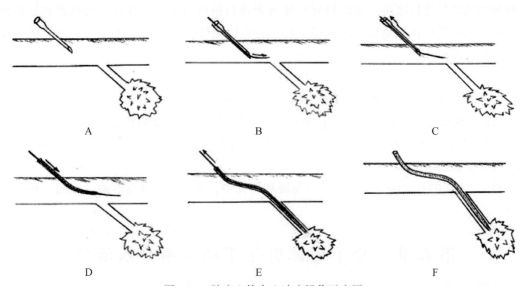

图 4-22　肿瘤血管介入治疗操作示意图

A. 穿刺针穿刺血管；B. 沿穿刺针插入导丝；C. 拔出穿刺针；D. 沿导丝插入导管；E. 在导丝导管配合下将导管插入
肿瘤血管内拔出导丝；F. 通过导管向肿瘤动脉内注入栓塞剂或药物直接作用于肿瘤。

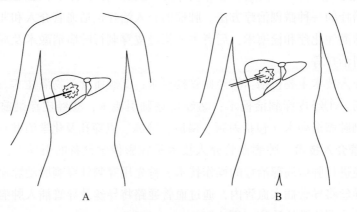

图 4-23　肿瘤非血管介入治疗操作示意图

A. 通过穿刺针穿刺肿瘤局部，通过冷冻、射频、微波及电穿孔等微创技术，物理性损伤细胞，达到杀死肿瘤的
治疗目的；B. 穿刺肿瘤之后拔出针心，通过穿刺针鞘注射化学药物或放射性粒子等治疗物质。

成像特异性高，引导精确；③肿瘤介入核素治疗时，引导的同时可以通过计量学评估，预
判疗效。

　　近年来，分子影像学发展迅速，设备普及，在肿瘤诊断及介入治疗中发挥越来越重要
的作用，肿瘤介入治疗亦是最为传统的肿瘤微创治疗方法，在现代肿瘤治疗学里占着一定
分量，两者的结合使肿瘤的治疗更加精细、精准、精确。

1. 肝癌及肝转移瘤放射微球栓塞

　　（1）原理：放射微球栓塞是经股动脉穿刺，引入导丝、导管，沿血管插入肝肿瘤供养
动脉，注入放射微球。与经导管动脉化学栓塞（transcatheter arterial chemoembolization,

TACE) 不同，放射微球栓塞的主要作用是近距离放射治疗，而非肿瘤供血动脉栓塞导致的肿瘤缺血坏死。目前市场上有两种商品化放射性微球：树脂微球 SIRS pheres 和玻璃微球 Thera Sphere ^{90}Y 发射纯粹的 β 射线，半衰期短（2.67 d），穿透距离短（平均 2.5 mm，最大 11 mm）。目前国内关于放射性微球栓塞治疗肝癌的研究不多，这可能与放射性微球制备和使用比较困难和复杂有关。

（2）适应证：①因肿瘤巨大或多发而不适于行 TACE 者；②肿瘤侵犯叶段分支者；③治疗后可降低肿瘤分期，有可能获得手术切除消融或肝移植机会者；④ TACE 或索拉非尼治疗后疾病进展者。

（3）禁忌证：①肝功能严重障碍，属 Child-Pugh C 级；②凝血功能严重障碍，且无法纠正；③肿瘤全身转移，估计患者生存期小于 3 月；④恶病质、多器官功能衰竭等。

（4）治疗方法：术前常规用导管经肝动脉造影检查，确定导管在肿瘤血管内，并无反流及侧枝引流等情况，以免造成栓塞及其他危害。确定所使用的导管在肿瘤供养动脉后，将放射微球与少许碘油混悬液缓慢注入。

（5）疗效与反应：该治疗术后常需要观察 1～2 天，配合必要的影像学检查观测有无异位栓塞。治疗后患者可能会出现低热、恶心、呕吐或术区疼痛，多在 1～2 周内消失。放射性微球栓塞肝恶性肿瘤可明显延长中位生存时间和提高 1 年生存率。典型病例见图 4-24。

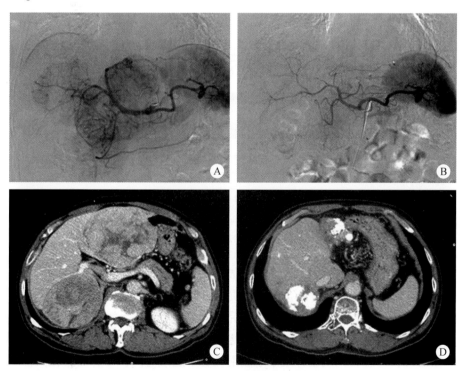

图 4-24 肝恶性肿瘤放射性微球栓塞

A 和 C 为放射性微球与混合碘油栓塞前，B 和 D 为治疗后，肝内病灶明显缩小，肿瘤得到良好控制。

2. 放射性粒子植入治疗实体肿瘤 放射性粒子植入治疗实体肿瘤属于放射治疗的范畴，是将放射性粒子（如^{125}I、^{103}Pd 等）按术前治疗计划，在影像设备引导下将放射性粒子直接植入到肿瘤及病灶局部，粒子持续释放低剂量率的 γ 射线，肿瘤靶区受到高剂量照射，使肿瘤细胞停止在静止期，并不断消耗肿瘤干细胞，使其失去增值能力；而靶区外的受照剂量很低。表 4-4 列出了常用的放射性粒子^{125}I、^{103}Pd 的物理学特点。图 4-25 为^{125}I 粒子图；图 4-26 为不同植入器。

表 4-4 常见放射性粒子物理学特点

	^{125}I	^{103}Pd
源长 mm	4.5	4.5
直径 mm	0.8	0.8
平均能量 keV	27.4	21.0
半衰期 d	59.5	17
释放 94% 剂量时间 d	240	68
初始剂量率 cGy/h	7.7	18
剂量率 cGy/h	8～10	20～24

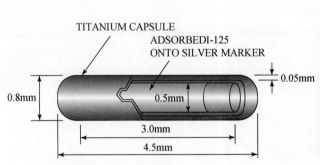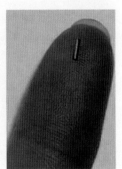

图 4-25　^{125}I 粒子示意图

^{125}I 粒子简介：长度 4.5mm，直径 0.8mm，壁厚为 0.05mm 的钛杯，中间是直径 0.5mm，长度 3.0mm 的^{125}I 核素。

（titanium capsule：肽外壳；adsorbed I-125 onto silver marker：吸附^{125}I 的银棒）

（1）适应证：①未经治疗的原发肿瘤，如前列腺癌；②术中未能切除的肿瘤边缘，需要进行局部放射性粒子植入治疗；③患者体质无法达到根治性手术要求或拒绝手术；④术后出现的转移灶失去手术价值；⑤其他治疗后又残留复发治疗无效者。目前国内放射性粒子植入治疗多用于前列腺癌、肺癌、肝癌、胰腺癌、头颈部肿瘤及全身各部位转移灶。

（2）禁忌证：①患者预期生存期小于放射性粒子起效时间；②肿瘤所在位置复杂或肿瘤质脆，容易造成大出血者；③患者一般状况差，不能耐受手术者。

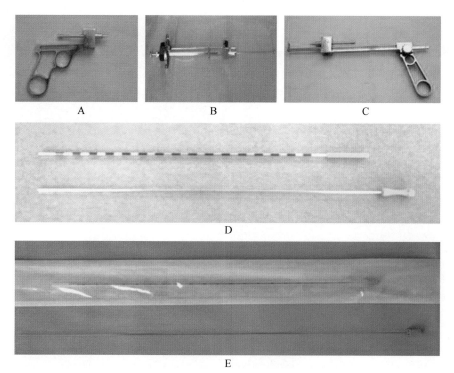

图 4-26　^{125}I 粒子植入器
A. 手枪式植入器；B. 笔式植入器；C. 枪式植入器；D 与 E 为植入针。

（3）治疗方法：①术前影像学扫描定义靶区，常用的影像学方法有 CT、超声、PET/CT 及 MR，分子影像学更能精确确定靶区及其与周围脏器的关系。

②应用治疗计划系统（IPS）设计、制订方案。勾画靶区，设计处方剂量，确定植入导引针数及粒子数量；计算靶区放射性总活度；并预期肿瘤靶区与正常组织的吸收剂量分布。根据吸收剂量分布选用均匀分布或周缘密集中心稀疏的布源方法。

③植入方式：在确保安全的情况下，尽量选择多点和多层的方式植入。

④植入中应按照治疗计划，检验核对靶区位置、导针路径、植入粒子位置和数目，以保证植入的质量及靶区剂量。植入后必须进行计量学验证与质量评估，包括粒子分布及剂量重建。植入后 30 日内行 CT 检查或 X 线检查，应用等剂量曲线和剂量体积直方图等工具计算靶区及相邻正常组织的剂量分布，检验与植入前治疗计划相符程度，如发现有稀疏或遗漏，应进行必要的补充治疗。

治疗过程见图 4-27。

（4）疗效与并发症：本疗法对恶性肿瘤的局部控制具有肯定疗效，在一定程度上提高患者的生存质量（典型病例见图 4-28、图 4-29）。术中引起的并发症常较轻微，但如出现较明显并发症时需要及时处理。

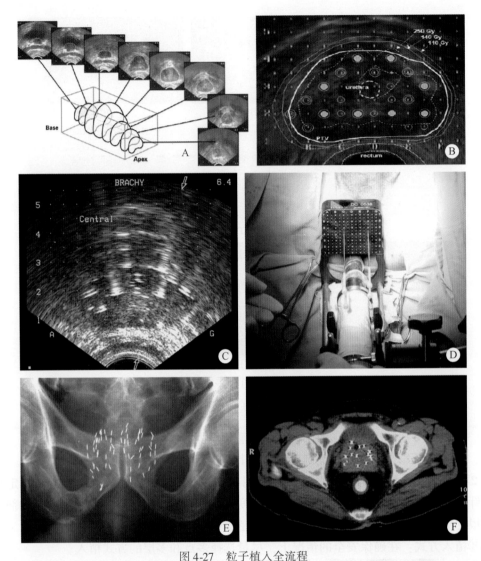

图 4-27　粒子植入全流程

A. 术前定义靶区；B. 术前 TPS 计划；C&D. 术中根据 TPS 计划植入放射性粒子；E&F. 术后影像学验证

3. 分子影像引导下肿瘤穿刺活检术　在肿瘤的确诊方法中，穿刺活检是一种重要的手段。临床上常遇到穿刺获得的组织无法定性的情况，如病灶有多发坏死或炎症反应时，或者是多发的病变或淋巴结，常因为难以选择穿刺部位，进而影响病理诊断。分子影像引导下的精准穿刺活检有利于提高穿刺阳性率，特别是多发病变时，通过分子影像学定位引导最可疑最具代表性的淋巴结或肿瘤组织，能够精确穿刺高代谢区。

目前临床应用的分子影像设备主要是 PET/CT 及 SPECT/CT。如利用[18]F-FDG PET/CT 图像作为引导穿刺较为复杂的肿瘤病灶（图 4-30）进行活检；利用 SPECT/CT 亲肿瘤显像标定肿瘤部位，再进行靶组织穿刺活检（图 4-31）。

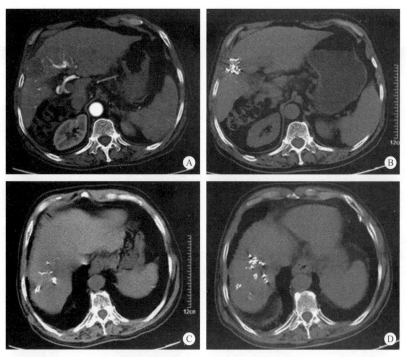

图 4-28　肝癌患者粒子植入后疗效观察

A、B、C、D 为同一原发肝细胞肝癌患者。A：第一次术前，AFP 大于 2000 ng/ml；B：第一次植入^{125}I 粒子 36 粒后
一月后复查，AFP 下降为 786 ng/ml；C：两年后复发病灶，TACE 术后病灶残留，AFP1548 ng/ml；D：再次植入^{125}I
粒子 42 粒一月后复查，AFP267 ng/ml。

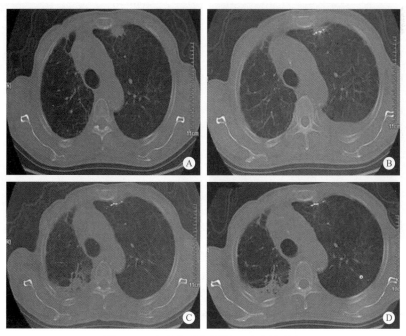

图 4-29　肺癌患者粒子植入后疗效观察

A、B、C、D 为同一肺腺癌患者。A：^{125}I 粒子植入术前；B：植入^{125}I 粒子 12 粒后一月后复查，病灶较前缩小；
C：术后一年后复查，病灶进一步缩小；D：术后两年复查，病灶稳定。

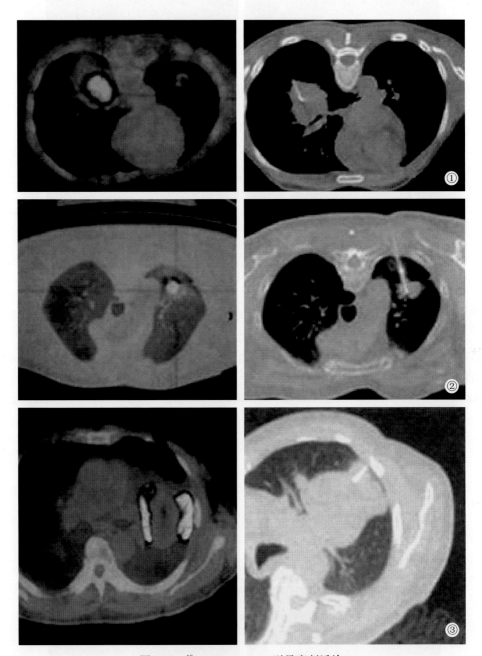

图 4-30　^{18}F-FDG PET/CT 引导穿刺活检

①男，50 岁，右下肺肿块，PET/CT 显示肿块中央区域高摄取，CT 引导下穿刺活检及随访证实为炎性病变；

②男，62 岁，左上肺病变，PET/CT 提示结节中心偏内侧区域高摄取，CT 引导下穿刺活检及手术证实为腺癌；

③男，61 岁，左舌叶肿块，PET/CT 提示肿块边缘区域高摄取，CT 引导下穿刺活检及随访证实为鳞癌。

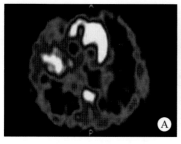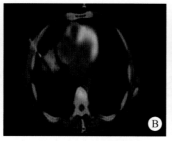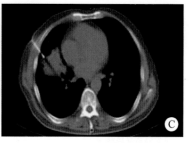

图 4-31　亲肿瘤显像引导穿刺活检

A、B、C 为同一患者右肺实变，传统影像学检查难以鉴别肿瘤与炎症，后患者行^{99m}Tc-MIBI 亲肿瘤显像如图。A，提示病变局部放射性摄取较高，可疑恶性肿瘤；B、C 为断层融合图像与 CT 图像引导下精准穿刺放射性浓聚区，最后病理诊断右肺腺癌。

本 章 小 结

^{18}F-FDG 被誉为"世纪分子"。^{18}F-FDG PET 显像通过提供细胞葡萄糖代谢信息，用于恶性肿瘤的早期诊断、鉴别诊断、分期与再分期、疗效评估和随访观察，给恶性肿瘤的诊治提供了重要影像学信息。非^{18}F-FDG 的其他代谢显像方法（如核苷酸、氨基酸、胆碱、乙酸盐等）是^{18}F-FDG 显像的有益补充，联合应用在肿瘤诊断中具有增益价值。肿瘤受体显像是将肿瘤受体–配体结合的高特异性与核医学影像的高灵敏度相结合，对肿瘤受体表达进行特异性显像的方法，在肿瘤的良恶性鉴别、分期分级、疗效预测等方面提供重要信息，是肿瘤分子影像研究与临床转化的热点。分子影像引导的介入治疗发展迅速，在肿瘤介入治疗中发挥越来越重要的作用，使肿瘤的治疗更加精细、精准、精确，在未来具有较大前景及优势。

思考题

1. 葡萄糖代谢显像用于肿瘤诊断和评估的原理是什么？
2. 葡萄糖代谢显像的临床应用有哪些？
3. 除葡萄糖代谢显像外肿瘤应用中其他代谢显像方法包括哪些？
4. 核素受体显像的原理是什么？
5. 分子影像引导的介入治疗的临床应用有哪些？

（兰晓莉　张国建　付占立　杨国仁　康飞　李彦鹏　李晓峰　王大勇）

第五章　神经系统疾病的分子与功能成像

学习要求

1. 掌握 脑葡萄糖代谢显像、多巴胺神经受体显像、[11]C-MET 氨基酸显像的基本原理、图像特点和临床应用。

2. 熟悉 5-羟色胺受体、苯二氮䓬受体、乙酰胆碱受体显像的基本原理和临床应用。

3. 了解 脑葡萄糖代谢显像、多巴胺神经受体显像的方法。

核医学分子与功能成像在多种神经系统疾病的诊断、病程及治疗监测、病理分子机制的探索等方面有重要的价值，其中主要包括神经退行性疾病（以运动功能障碍为主的帕金森病、亨廷顿病等和以认知功能障碍为主的阿尔茨海默病、额颞叶痴呆、路易小体痴呆、血管性痴呆等），脑肿瘤和癫痫等。且随着 PET/MR 的发展，联合了功能和结构显像的多模态和多功能分子成像将在神经系统疾病的诊治中发挥更巨大的作用。

基于神经系统疾病的分子病理机制，核医学分子与功能成像主要包括葡萄糖代谢显像、受体及蛋白质显像、氨基酸显像等方面，其中受体和蛋白质显像通过不同的显像剂可反映不同的分子病理特征，如多巴胺能、胆碱能、5-羟色胺能等通路的改变，β 类淀粉样蛋白及 Tau 蛋白沉积等。

第一节　脑葡萄糖代谢显像

一、基本原理

在大脑中，维持其正常生理功能所需的腺苷三磷酸（adenosine triphosphate，ATP）约95% 由葡萄糖代谢提供。生理条件下，葡萄糖代谢与神经元活动密切相关。[18]F-FDG 是一种葡萄糖类似物，通过葡萄糖转运系统穿过血-脑屏障并进入神经元，被己糖激酶-1 快速磷酸化后，[18]F-FDG 被细胞捕获，不能沿着葡萄糖代谢途径进一步进行，通过 PET 扫描可获得[18]F-FDG 在脑内分布情况，从而准确评估局部葡萄糖代谢。静息状态下脑部葡萄糖的利用情况可以反映脑局部的突触活性和生化稳态状况，后者的异常能以疾病特异性的方式改变跨越全脑的功能连接，在神经退行性疾病中有着特征性的表现。

二、显像剂

脑代谢显像同样使用天然葡萄糖的类似物——^{18}F-FDG，通过葡萄糖转运系统穿过血-脑屏障并进入神经元，被己糖激酶-1 快速磷酸化后，不能进一步地氧化分解，而停留在神经元内，从而进行体外探测显像。

三、显像方法及图像分析

1. 显像前准备　同常规^{18}F-FDG 全身显像，葡萄糖摄取受饮食状态、激素水平等多种因素的影响，在^{18}F-FDG 脑显像前需要进行严格而规范的准备。患者应提前禁食 4~6 h，静脉葡萄糖注射及肠内营养也应暂停 4~6 h，同时应避免咖啡因、乙醇、尼古丁等影响葡萄糖代谢的物质。^{18}F-FDG 注射前应检测血糖，若血糖水平高于 150 mg/dL（8.3 mmol/L）时应考虑择日再行 PET 检查。鉴于脑代谢成像的特殊性，患者在注射前、后应保持安静状态，处于安静昏暗房间内卧床休息，避免不必要的活动。

2. 图像采集　脑葡萄糖代谢 PET 显像的采集方式包括静态和动态两种扫描方式。常用的静态采集在^{18}F-FDG 注射 30~60 min 后开始，根据其放射性活度、扫描器和采集流程等不同，采集时间持续 50~60 min。动态扫描即采集脑部的一系列连续图像，从^{18}F-FDG 注射开始，持续 60~90 min，通过确定的动力学速率或流入常数，定量地评估^{18}F-FDG 代谢的区域速率，但在临床和科研工作中并不常用。

3. 图像分析　由于图像处理技术在脑功能成像研究中的发展，自动或半自动的脑成像技术可以应用于常规的临床和科研工作。除了常规与正常数据或数据库相比的分析方法外，个体统计图（如 Z 分数图）可以用来为传统的图像解释提供额外的信息。诊断的准确性也可能受到在正常数据库中的个别病例和病例之间的图像特征差异的影响，所以全方位的质量控制对于正确的诊断至关重要。

四、临床应用

1. 帕金森病　帕金森病（Parkinson's disease，PD）是常见的神经系统变性疾病之一，呈慢性进展性，患病率随年龄的增长而增高，病程晚期可致残，典型的临床表现包括静止性震颤、运动迟缓、肌肉强直和姿势步态异常等运动症状。帕金森病约占帕金森综合征的75%，其他常见不典型帕金森综合征包括多系统萎缩（multiple system atrophy，MSA）、进行性核上性麻痹（progressive supranuclear palsy，PSP）和皮质基底节变性（corticobasal degeneration，CBD）等，临床表现与帕金森病多有类似，早期鉴别诊断困难。

随着相关分析技术的发展与成熟，反映脑部葡萄糖能量代谢的^{18}F-FDG PET 显像的应用价值逐渐显现，并且^{18}F-FDG 在所有的 PET 中心都得到广泛应用，成本相对低廉，相关技术更易于推广。但由于^{18}F-FDG PET 脑葡萄糖代谢显像数据容量过大及不同个体和不同脑区之间代谢活性的巨大差异，脑葡萄糖代谢显像技术的应用一直受限。直到 Moller 等发展出一种基于主要成分分析（principal components analysis，PCA）的空间协方差分析方法，即尺度子轮廓模型（scaled subprofile model，SSM）。该模型对不同脑区间功能的相互作用进行评价，弥补了以往单因素分析直接比较患者和健康对照者成像数据的不足，尤其适用于环路疾病，即模式化的异常脑功能网络相关的神经系统疾病的研究。

将 SSM-PCA 技术与 ^{18}F-FDG PET 脑显像相结合，就可以提供帕金森病等神经变性病异常功能连接的有用信息，确定其在网络水平上是否异常。帕金森病相关脑代谢网络模式（Parkinson's disease-related pattern，PDRP）是基于 ^{18}F-FDG PET 显像和 SSM-PCA 技术的帕金森病影像学标志物，即由于基底节–丘脑–皮质环路和相关功能/解剖通路异常而造成的特殊脑代谢网络，其主要特征是苍白球、丘脑、脑桥和小脑代谢相对升高，而运动前区、辅助运动区和后顶叶代谢相对减低（图 5-1）。

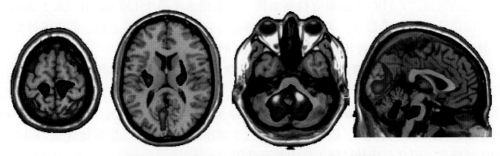

图 5-1　帕金森病相关代谢模式（PDRP）示意图

苍白球、丘脑、脑桥和小脑代谢相对升高（红色区域），而运动前区、辅助运动区和后顶叶代谢相对减低（蓝色区域）。

研究表明，PDRP 既可以用于帕金森病的早期诊断，对原发性帕金森病和帕金森叠加综合征的鉴别也有很好的价值。帕金森病主要表现为顶枕叶和额叶葡萄糖代谢减低，多系统萎缩主要表现为双侧壳核和小脑葡萄糖代谢减低，进行性核上性麻痹主要表现为前额叶、尾状核和中脑葡萄糖代谢减低，皮层基底节变性主要表现为不对称性的皮层和壳核葡萄糖代谢减低（图 5-2）。

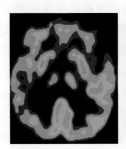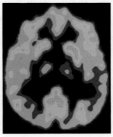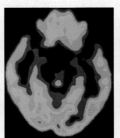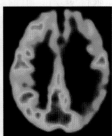

图 5-2　PD、MSA、PSP、CBD 特征性脑代谢改变（从左到右）

单纯基于上述葡萄糖代谢特点的定性诊断准确性欠佳，而基于[18]F-FDG PET 脑显像的疾病相关脑代谢模式具有更高的诊断准确性，可以通过计算模式表达值进行定量分析，在个体水平上实现对帕金森病的诊断与鉴别诊断，以及对其病程进展与临床疗效进行监测。PDRP 的特点是：苍白球/壳核、丘脑、脑桥和小脑代谢增高，而运动前区和后顶叶葡萄糖代谢减低。多系统萎缩相关脑代谢模式（MSA-related pattern，MSARP）的特点是：双侧壳核和小脑葡萄糖代谢减低。进行性核上性麻痹相关脑代谢模式（PSP-related pattern，PSPRP）的特点是：双侧内侧前额叶、腹外侧前额叶、额叶眶区、尾状核、内侧丘脑和中脑葡萄糖代谢减低（图5-3）。

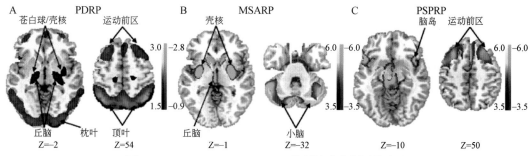

图 5-3　PDRP、MSARP、PSPRP 特征性脑代谢网络表现

在此基础上发展出了基于疾病相关脑代谢模式的自动化鉴别诊断程序，能够在个体水平上计算每个患者罹患上述三种疾病的可能性，从而做出最后诊断。研究显示这种方法诊断帕金森病的敏感度、特异性、阳性预测值和阴性预测值分别是 84%、97%、98% 和82%，诊断多系统萎缩的敏感度、特异性、阳性预测值和阴性预测值分别是 85%、96%、97% 和83%，诊断进行性核上性麻痹的敏感度、特异性、阳性预测值和阴性预测值分别是88%、94%、91% 和92%，由此可见基于疾病相关脑代谢模式的诊断效力具有广阔的临床应用前景，可以成为鉴别诊断和确定临床试验入组的有用工具。目前认为对于根据临床症状难以诊断的患者，可以采用黑质纹状体多巴胺功能显像协助诊断，然后进一步通过[18]F-FDG PET 显像协助鉴别各类型的帕金森综合征。

PDRP 不仅可作为帕金森病早期诊断甚至是运动前期诊断的有效方法，而且可以反映病情的严重程度。异常的功能网络活动可能是运动前期帕金森病的一个特征，反映了运动症状出现前脑代谢功能的代偿；同时，随着帕金森病的进展，丘脑底核、内侧苍白球、背侧脑桥和运动皮质的代谢增加，而额前叶和顶叶下区代谢减少，PDRP 值随帕金森病病程的延长而增高，与纹状体多巴胺转运体的减少、运动评分的增加呈正相关，均表明 PDRP 可以用于帕金森病严重度的客观评估和疗效的监测，有望用于帕金森病治疗新方法的客观评估。

2. 亨廷顿病　亨廷顿病（Huntington's disease，HD）是一种常染色体遗传性神经系统变性疾病，主要表现为缓慢进行性加重的不自主运动、精神症状和认知功能损害，好发于30~50 岁，多数有阳性家族史。本病是由于三核苷酸的重复序列拷贝数异常增多所致，致病基因位于第 4 号染色体短臂上。

^{18}F-FDG PET 显像主要表现为纹状体和大脑皮层，尤其是额叶的葡萄糖代谢减低，在

病程早期即可发现。与帕金森病类似，通过特殊后处理可以获得亨廷顿病相关脑代谢模式（HD-related pattern，HDRP），特征为尾状核、壳核和扣带回糖代谢减低，而内侧丘脑、小脑、运动皮层和枕叶代谢增高（图5-4）。对基因突变携带者的前瞻性研究显示，该模式在亨廷顿病临床症状出现前即可检测到，其HDRP表达值增高，而随着病程进展其表达值减低，其中丘脑葡萄糖代谢活性减低与临床症状出现有关。

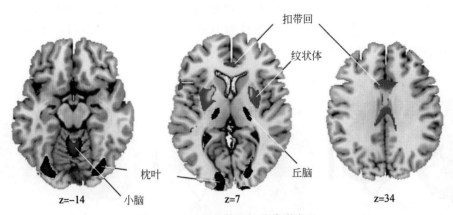

图 5-4　HDRP 的特征性脑代谢表现

红色表示代谢增高区域，蓝色表示代谢减低区域。

3. 痴呆　痴呆（dementia）是智能进行性下降，并影响到患者日常生活、生活交往和工作能力的一组慢性进展性疾病。患者会出现不同程度的记忆、语言、视空间知觉、定向及高级执行功能的损害，并常常伴有行为和情感异常。痴呆患病率随年龄增长而快速增加，在65岁以上人群中为1%～5%，而在80岁以上人群中则高达20%～40%。其中，阿尔茨海默病（Alzheimer disease，AD）是最常见的痴呆类型，约占全部痴呆的70%。其他常见类型包括路易小体痴呆（dementia with Lewy body，DLB）、额颞叶痴呆（frontotemporal lobar dementia，FTLD）和血管性痴呆（vascular dementia，VD）等。轻度认知损害（mild cognitive impairment，MCI）是痴呆的前期临床表现，是进行痴呆早期诊断与干预的重要阶段。

18F-FDG PET 显像对于显示新皮层的神经元功能损害更敏感，对 AD 的诊断，尤其是鉴别诊断具有重要价值。AD 患者主要表现为新皮层葡萄糖代谢的全面减低，尤其在顶颞叶、后扣带回和前额叶，葡萄糖代谢呈双侧对称性减低，而初级视觉皮层、感觉运动皮层、基底节和小脑受累较轻（图5-5）。这些葡萄糖代谢异常在痴呆发生前1～2年即可被检测到，从而可用于 AD 的早期诊断。轻度认知损害患者表现为内嗅皮层、海马和颞叶外侧部代谢减低，其中内嗅皮层低代谢可以预测 MCI 的发生，而颞叶低代谢可以预测 AD 的发生。当患者由 MCI 发展为 AD，葡萄糖代谢减低与认知功能损害程度和痴呆严重度密切相关，可以用于病程监测。

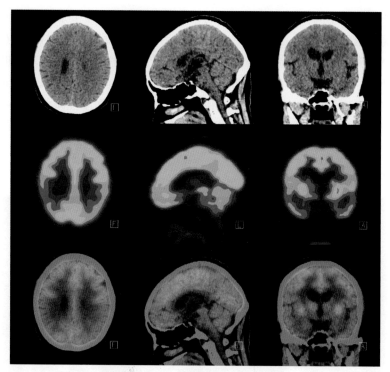

图 5-5　AD 患者的脑葡萄糖代谢表现

顶颞叶、后扣带回和前额叶等呈双侧对称性减低，而初级视觉皮层、感觉运动皮层、基底节和小脑受累较轻。

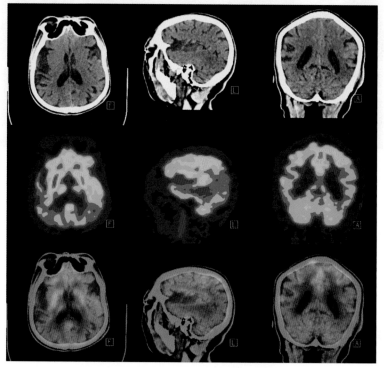

图 5-6　DLB 的特征性脑代谢改变

枕叶尤其是初级视觉皮层葡萄糖代谢减低，而后扣带回葡萄糖代谢正常。

　　与阿尔茨海默病不同，路易小体痴呆的^{18}F-FDG PET 显像主要表现为枕叶，尤其是初级视觉皮层葡萄糖代谢减低，而楔叶、楔前叶、后扣带回葡萄糖代谢正常（图 5-6），这有助于路易小体痴呆与阿尔茨海默病的区分。额颞叶痴呆患者早期即出现额叶和颞叶前部葡萄糖代谢减低，通常呈不对称性，而初级视觉皮层和感觉运动皮层受累较轻（图 5-7）。血管性痴呆主要表现为皮层、皮层下区域和小脑葡萄糖代谢弥漫性减低，葡萄糖代谢减低的区域往往与同期 MRI 上的白质病和梗死后脑软化的区域相关，因此葡萄糖代谢减低与 MRI 相关的信号异常区域的关系对血管性痴呆患者的诊断至关重要，单独的^{18}F-FDG PET 显像结果不容易诊断。

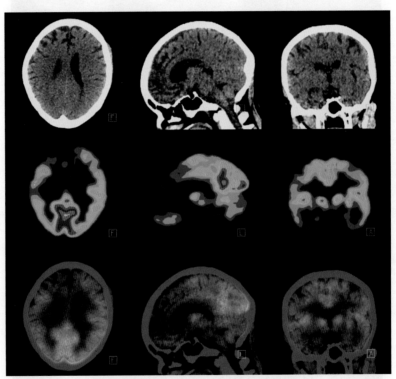

图 5-7　FTLD 的特征性脑代谢改变

额叶和颞叶前部不对称性葡萄糖代谢减低，初级视觉皮层和感觉运动皮层受累较轻。

第二节　受体显像

一、基本原理

　　神经受体显像是利用发射正电子或单光子放射性核素标记的合成神经递质的前体物质或配体与特异性受体相结合的原理，观察特定中枢神经递质的合成、释放、与突触后膜受体结合以及再摄取的情况。通过 PET 或 SPECT 探测仪器对活体人脑特定受体结合位点进行精确定位和反映受体的分布、密度与亲和力。借助一定的生理数学模型，获得中枢神经递质和受体的定量或半定量参数，从而对某些神经递质或受体相关性疾病诊断与鉴别诊断、治疗决策、疗效评价和预后判断有所帮助。

二、显像剂

1. 多巴胺系统神经受体显像剂

（1）多巴胺能神经递质显像剂：^{18}F-多巴（^{18}F-DOPA）为多巴胺能神经递质显像剂，是 L-多巴的类似物，作为多巴胺神经递质的合成前体，可通过血-脑屏障进入脑内，经脑内多种酶的代谢后，在纹状体摄取、贮存、释放及与多巴胺受体特异性结合发挥生理效应。根据^{18}F-多巴在纹状体摄取和清除速率及其在中枢和外周血中的代谢变化的规律，可直接或间接了解多巴胺的储存量和代谢活动，对神经退行性疾病、癫痫、神经肿瘤的诊断、鉴别诊断、调节用药、病程评价和预后评估具有帮助（图5-8）。

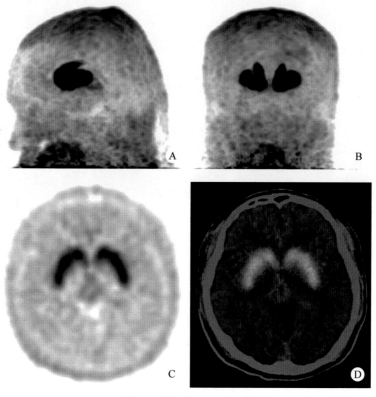

图5-8　^{18}F-多巴 PET 显像

纹状体显影呈对称的"八字形"。

（2）多巴胺受体显像剂：多巴胺受体显像在神经受体显像研究中最为活跃，主要见于各种运动性疾病、精神分裂症、认知功能研究和药物作用及其疗效评价等。多巴胺受体目前有 5 种亚型，根据它们的化学结构和药理学性质，分为 D₁ 类和 D₂ 类受体。D₁ 类受体包括 D₁ 和 D₅ 受体，D₂ 类受体包括 D₂、D₃ 和 D₄ 受体。多巴胺受体显像发展迅速，其中以 D₂ 类受体显像剂研究成果最多（图 5-9），主要包括：螺环哌啶酮（Spiperone）类、苯甲酰胺（Benzamide）、Pride 类和麦角乙脲（Lisuride）类衍生物。目前临床研究较多的有¹¹C-雷氯比利（¹¹C -Raclopride）、¹¹C-N-甲基螺旋哌啶酮（¹¹C-NMSP）、¹²³I-IBZM 等。

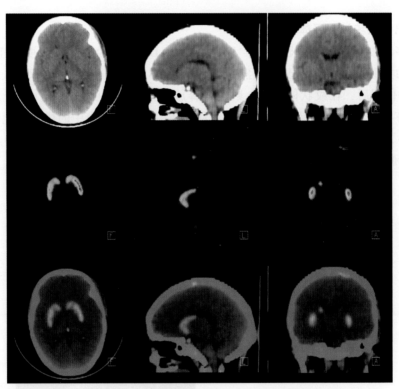

图 5-9　正常人多巴胺 D₂ 受体 PET 显像

（3）多巴胺转运体显像剂：多巴胺转运体（dopamine transporter，DAT）是位于多巴胺能神经元突触前膜的一种膜蛋白，其功能是将突触间隙的多巴胺神经递质运回突触前膜，是控制脑内多巴胺水平的关键因素。目前以多巴胺转运体为靶点的显像剂可分为六类：托烷类（Tropane）、苯托品类（Benztropine）、哌嗪类（GBR 类）、哌甲酯类（Methylphenidate）、马吲哚类（Mazindol）和苯环利定类（Phencyclidine），其中以¹¹C-Cocaine、¹⁸F-FP-β-CIT 和¹²³I-β-CIT 为代表的托烷类衍生物是目前研究最多的多巴胺转运体显像剂。

2. 乙酰胆碱受体显像剂　乙酰胆碱受体（Acetylcholine receptor）包括 M（毒蕈碱）和 N（烟碱）两种。常见的显像剂有¹¹C-或¹²³I-奎丁环基苯甲酸（¹¹C-或¹²³I-QNB）和¹¹C-尼古丁（¹¹C-Nicotine）。AD 是一种慢性、渐进性、退化性中枢神经系统疾患，其主要病理改变为胆碱能神经元丧失或破坏导致乙酰胆碱合成障碍。¹¹C-或¹²³I-QNB 显像可观察到 AD 患者的大脑皮质和海马 M 受体密度明显减低，脑皮质摄取¹¹C-尼古丁亦显著降低，因此乙酰胆碱受体显像对于 AD 早期诊断，探讨 AD 病因与病理，评价脑功能损害程度和动态监测疾病进展具有重要意义。

3. 5-羟色胺受体显像剂 5-羟色胺受体（5-serotonin receptor，5-HT receptor）分为5-HT1A，B，C和5-HT2，3亚型，与PD、AD、癫痫、躁狂/抑郁型精神病有关。常见的显像剂有^{123}I-β-CIT、α-^{11}C-methyl-L-tryptophan（AMT）和^{18}F-Mefway。用^{123}I-β-CIT脑SPECT显像可见单纯或轻度抑郁症患者顶叶皮质放射性摄取增高，杏仁核和额叶下部右侧较左侧增高，而重度抑郁症精神病患者脑5-HT受体密度和活性降低。^{123}I-β-CIT脑SPECT显像可同时观察到DAT和5-HT再摄取抑制剂类抗抑郁药西酞普兰（Citalopram）对脑内5-羟色胺再摄取部位的阻断作用。

4. 苯二氮䓬受体显像剂 苯二氮䓬受体（benzodiazepine receptor，BZ receptor）是脑内最主要的抑制性受体。HD、AD、原发性癫痫和某些精神疾病与其活性减低有关。^{11}C-Ro-15-1788（苯二氮䓬类药物中毒的解毒剂）、^{123}I-Ro-16-0154（Ro-15-1788类似物）和^{11}C-氟马西尼（^{11}C-FMZ）是目前BZ受体PET显像较为理想的显像剂，已用于活体显像。

5. 阿片受体显像剂 阿片受体（opiate receptor）生理作用极其广泛，与麻醉药物成瘾、癫痫、PD、纹状体黑质变性等疾病密切相关。阿片受体显像可用于吗啡药物成瘾与依赖性以及药物戒断治疗的临床研究，^{11}C-CFN阿片受体显像可直接观察到美沙酮治疗阿片成瘾患者时美沙酮占据阿片受体位点的程度，从而提供一种监测美沙酮药效和合理用药的有效手段。

三、显像方法及图像分析

1. 显像前准备 （1）患者准备：根据使用的显像剂的不同，检查前需停服一些治疗药物3~5d，以避免影响图像质量和检查结果。受检者空腹，保持安静，给药前后进行视听封闭，检查室内灯光调暗。对个别不能配合者需在检查前给予适当镇静剂。

（2）放射性药物：临床上常用的SPECT多巴胺显像剂主要有多巴胺受体和多巴胺转运体显像剂，即^{123}I-IBZM、^{99m}Tc-TRODAT及^{123}I-β-CIT，常用的PET神经递质显像剂主要有^{18}F-DOPA、^{18}F-FP-β-CIT、^{11}C-NMSP和^{11}C-Raclopride等。

2. 图像采集

（1）SPECT显像根据标记配体的放射核素，选用适合的准直器。受检者一般取仰卧位平躺于检查床上，头部固定并处于SPECT探测器视野内，采集条件与脑SPECT相同。

（2）PET显像受检者一般取仰卧位平躺在检查床上，头部固定并处于PET探测器视野内，充分暴露双侧肘静脉并放置插管备用。检查前，用探头上装置的^{68}Ge放射源做透射扫描，以后再行发射扫描，主要用于组织的衰减校正。使用PET/CT者，则用CT行扫描和衰减校正。由一侧肘静脉快速注入显像剂后即可连续动态显像，然后进行特定时相的静态断层显像。另一侧肘静脉分别在注药后不同时间点采集动脉化静脉血，血样经处理、测量、数据归一化，通过计算获取动脉输入功能参数，为定量分析提供依据。

3. 图像分析 利用自动或半自动的脑成像技术并采用一定的生理数学模型可得到定量或半定量分析的功能参数，反映受体数量（密度）和功能（亲和力）。神经受体显像主要用于病因探讨、疗效评价、临床药理学研究、指导用药，是在分子水平上对神经递质及受体进行的可定量的特异性检查。由于脑内受体的含量很少，能够通过血-脑屏障进入脑内与受体结合的显像剂有限，因此在分析图像时，要充分考虑诸多因素的影响，如患者的用药情况、病程，显像剂的放化纯度、标记率，神经受体显像仪器性能状况等，下结论时需慎重。

四、临床应用

1. 帕金森病和帕金森综合征 帕金森病（PD）的主要病理改变是黑质多巴胺（DA）能神经元变性缺失和路易小体形成，导致黑质纹状体 DA 通路变性，纹状体 DA 含量显著降低。PD 早期纹状体 ^{18}F-DOPA 摄取减少，壳核区摄取减少比尾状核区更明显，^{18}F-DOPA PET 对 PD 的早期诊断、鉴别诊断、调节用药、病程评价和预后评估等具有临床意义。PD 早期突触后膜上的多巴胺受体上调，所以在 PD 早期 PET 显像发现 D_2 受体数目减少。^{11}C-NMSP、^{11}C-Raclopride 等多巴胺 D_2 受体显像可见 PD 患者黑质和纹状体 D_2 受体数目轻度甚至明显减少，受体密度和活性明显减低，用 L-多巴胺治疗后 PD 患者的纹状体/小脑放射性摄取比值增高，因此 D_2 受体 PET 显像还可以作为 PD 左旋多巴药物治疗疗效的指标。突触前膜多巴胺释放量的改变，不仅使突触后膜多巴胺受体出现下调或上调，而且突触前膜的多巴胺转运体也发生相应的分布密度或功能的变化，并且这种多巴胺转运体的变化比突触后受体的改变更为敏感、直接。PD 患者多巴胺转运体 PET 显像示豆状核前部、后部、尾状核显像剂摄取均减低，以豆状核后部摄取减低最为明显，先累及症状对侧，逐渐进展到双侧受累及，因此多巴胺转运体显像可以诊断更早期的亚临床阶段的帕金森病（图5-10）。然而，不同年龄组纹状体的多巴胺能神经元存在差异，尤其是老年患者（每增加 10 岁脑内纹状体的多巴胺能神经元丢失 3%～4%），因此在分析多巴胺转运体显像结果时要考虑到年龄的影响因素。

帕金森综合征（PDS）是一组由各种原因引起的，其病理改变和临床表现与 PD 极为相似的临床综合征，但两者的病理和发病机制不同。与 PD 比较，主要是 DA 能神经元变性缺失不同，PDS 基底神经节神经元损伤多是非选择性，没有 PD 早期突触后膜上的多巴胺受体上调现象，且前者经多巴胺治疗效果明显，后者无效，因此 D_2 受体 PET 显像有助于 PD 和 PDS 的鉴别诊断，对制订个体化治疗方案具有重要临床意义。

2. 脑血管疾病 脑内 BZ 受体与放射性配体 ^{11}C-FMZ 的特异性结合可反映中枢神经元结构的完整性，用于鉴别缺血性卒中后不可逆损伤和可逆性功能受损缺血脑组织。在缺血性卒中发生后几小时就可观察到损伤区 ^{11}C-FMZ 特异性结合明显减少，并与最终的脑梗死区一致。一组 10 例缺血性卒中 2～12 h 的患者，灰质最终梗死和非梗死的 95% 阳性预测值和阴性预测值分别为正常脑白质 ^{11}C-FMZ 特异性结合力的 3.4 倍和 5.5 倍，^{11}C-FMZ 特异性结合力低于正常脑白质 3.4 倍可作为预测不可逆损伤的阈值。

3. 癫痫 目前已知与癫痫有关的神经递质和神经肽有数十种，神经受体异常在癫痫的发病机制中起重要作用，受体显像可从另一角度去揭示癫痫的本质，并对癫痫的诊断和

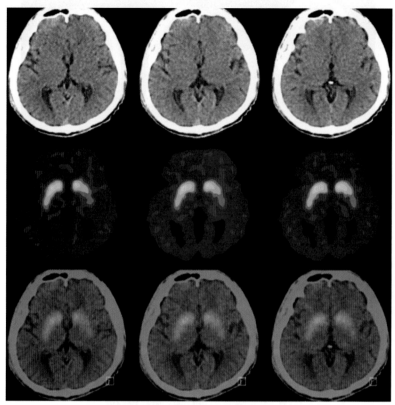

图 5-10　PD 患者的脑多巴胺转运体 PET 显像特征性改变
不对称性纹状体多巴胺转运体减低。

治疗提供帮助。国外用[18]F/^{11}C-DPN、[11]C-CFN 和[123]I-O-IA-DPN 进行人脑阿片受体显像，发现颞叶癫痫灶阿片受体密度增加，呈现明显异常放射性浓聚灶，在海马区明显减少，说明了与内源性阿片肽有关抗原惊厥作用机制的激活。此外，研究发现在癫痫灶葡萄糖代谢减低区内阿片受体结合增高，阿片受体显像剂在检测癫痫灶方面比[18]F-FDG PET 显像更灵敏。在癫痫发作间期，BZ 受体显像可见病灶部位受体密度减低，比[18]F-FDG PET 显像低代谢区更接近癫痫灶，尤其对内侧颞叶癫痫灶的定位比其他传统定位方法吻合更好，因此 BZ 受体显像剂对癫痫灶的早期诊断、定位和监测疗效有实际意义（图 5-11）。

4. 精神分裂症　近年来研究发现，中脑边缘系统多巴胺功能亢进与精神分裂症阳性症状有关，而阴性症状可能与额叶及额前叶皮质多巴胺活动下降有关。皮质多巴胺 D_2/D_3 受体被认为是抗精神病药物的作用位点，多巴胺 D_2 受体显像可反映抗精神病药物的受体拮抗情况，研究发现抗精神疾病药物临床有效剂量与海马和颞叶等皮质多巴胺 D_2 受体拮抗率呈线性相关，皮质下纹状体多巴胺 D_2 受体拮抗率与抗精神病药物锥体外系副作用有关，也与其抗精神病疗效相关。

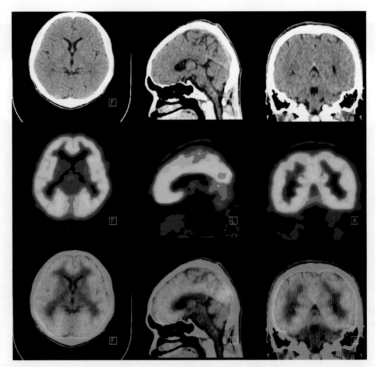

图 5-11　癫痫患者[11]C-FMZ PET 显像

第三节　氨基酸显像

　　氨基酸具有重要的生理功能，是生命代谢的物质基础，其在体内主要代谢途径为合成蛋白质，此外还可以转化为具有重要生物学活性的激素、神经递质及核苷酸等含氮物质。肿瘤细胞的分裂增殖需要葡萄糖、氨基酸、核苷酸等能量和物质基础。葡萄糖是大脑的主要能源物质，通常脑灰质的葡萄糖代谢较高。[18]F-FDG PET 脑部显像时灰质呈显著放射性摄取，当脑肿瘤位于这样高本底背景下时，低葡萄糖代谢的肿瘤很难显示出来。放射性核素标记的氨基酸可参与体内蛋白质合成，正常脑组织摄取很低，其对脑肿瘤的检测准确率较高。胶质瘤又称为神经胶质瘤，为起源于神经胶质细胞的肿瘤，是最常见的颅内恶性肿瘤，占全部颅内肿瘤的 40% ~50% 。WHO 将胶质瘤分为 Ⅰ ~ Ⅳ级，Ⅰ、Ⅱ级为低级别胶质瘤，Ⅲ、Ⅳ级为高级别胶质瘤。

　　目前，用于人体 PET 显像的标记氨基酸有 L-甲基-[11]C-蛋氨酸（[11]C-MET）、L-1-[11]C-亮氨酸、L-[11]C-苯丙氨酸、L-[11]C-酪氨酸、L-1-^{11}C-MET、[18]F-氟代乙基-L-酪氨酸（[18]F-FET）、3，4-二羟-6-[18]F-氟-L-苯丙氨酸（[18]F-DOPA）等。本节将主要介绍[11]C-MET PET 显像在胶质瘤的临床应用。

一、基本原理

　　肿瘤细胞的生长除需要摄取葡萄糖以外还需要大量氨基酸。肿瘤恶性程度与氨基酸代谢密切相关，恶性程度增高，细胞增殖速率增加，可引起氨基酸转运速率和参与蛋白质合成速率增加。[11]C-MET 注射入体内后，肿瘤细胞可显著摄取，滞留在肿瘤细胞中的[11]C-MET 通过体外 PET 探测其在人体肿瘤内的蛋氨酸转甲基化过程和蛋白质合成增加情况而显影。

二、显像药物和显像方法

检查前无需特殊准备。常用显像剂为[11]C-MET，成人剂量为 3.7～5.55 MBq/kg（0.1～0.15 mCi/kg）。患者仰卧于检查床，采集脑部透射和发射断层影像。影像数据用后处理工作站的专用软件进行图像的重建、衰减校正、图像融合和定量及半定量分析等处理。

三、图像分析

1. 定性分析　通过视觉对 PET 图像中[11]C-MET 摄取程度进行分析。正常情况下脑实质无明显异常放射性摄取（图 5-12）。

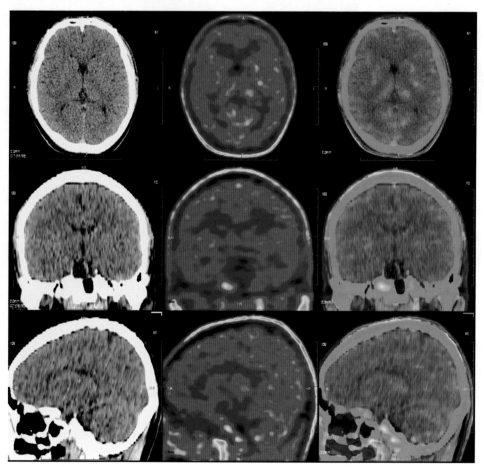

图 5-12　[11]C-MET PET/CT 正常人脑部显像
脑实质轻度放射性摄取。

2. 半定量分析 肿瘤/非肿瘤组织摄取^{11}C-MET，有靶区/非靶区比值（非靶区常选取对侧正常大脑或小脑组织）和标准化摄取值两种半定量分析方法。T/NT 比值：T 为病变 SUV，NT 常选取对侧正常大脑或小脑组织 SUV。

四、临床应用

1. 胶质瘤诊断 MET 能在活体反映氨基酸的转运代谢和蛋白质合成情况，可反映脑内蛋白质合成异常情况。MET 的优点是正常脑组织摄取很低，与^{18}F-FDG 相比^{11}C-MET 检查胶质瘤时准确率更高，特别是对低级别胶质瘤显像时优势更明显（图 5-13），但在高级

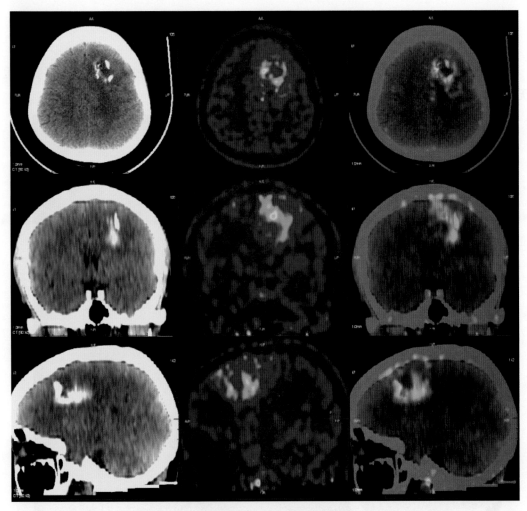

图 5-13 ^{11}C-MET PET/CT 低级别胶质瘤显像

患者，女性，27 岁，因"间断肢体抽搐伴意识丧失 1 月"入院。^{11}C-MET PET/CT 显像提示左侧额叶见片状低密度影，内可见条形、片状高密度影，呈不均匀放射性摄取增高（SUVmax：2.3，靶/非靶（T/NT）：1.9）。考虑胶质瘤。术后病理：少突胶质细胞瘤（WHO Ⅱ级）。

别胶质瘤显像时（图 5-14）的两种示踪剂的灵敏度无显著性差异。此外，低级别胶质瘤显像时[11]C-MET能够更清晰显示病变侵袭范围及病变的边界。[11]C-MET 与[18]F-FDG 联合显像可以提高对颅脑恶性肿瘤诊断的准确度。

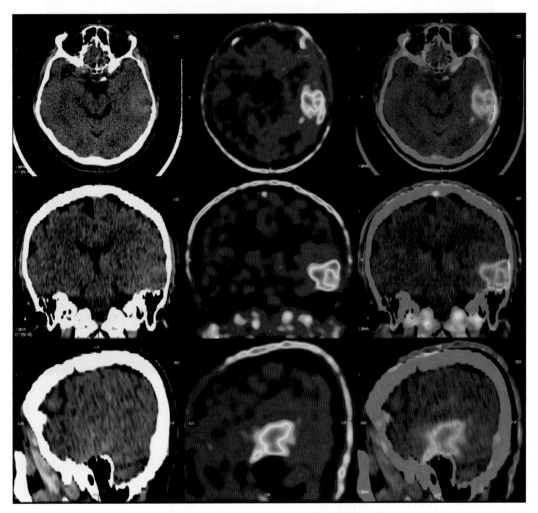

图 5-14　[11]C-MET PET/CT 高级别胶质瘤显像

患者，男性，33 岁，因"间断性晕厥伴抽搐 2 月"入院。[11]C-MET PET/CT 显像左侧颞叶异常放射性浓聚灶（SUVmax：2.7，T/NT：3.9），考虑胶质瘤。术后病理：胶质母细胞瘤（WHO Ⅳ级）。

2. 胶质瘤治疗后的疗效评估　肿瘤的形态学变化通常晚于代谢水平改变，对于放疗及化疗后的胶质瘤患者[11]C-MET PET 能够对其进行早期疗效评价（图 5-15）。

3. 胶质瘤术后残存或复发　治疗后的胶质瘤患者，再次治疗前做出明确的诊断并确定肿瘤的大小及范围是治疗的前提和关键。随着手术、放疗技术的提高以及新型化疗药物的应用，脑胶质瘤的疗效有了显著提高，但其复发率仍然很高，尤其是高级别胶质瘤。及时并准确的评估术后残存及复发的病灶对提高患者生存率有很大益处。[11]C-MET PET 对诊断胶质瘤复发的准确性较高（图 5-16），可用于 MRI 或 CT 诊断复发而临床尚未确诊病例

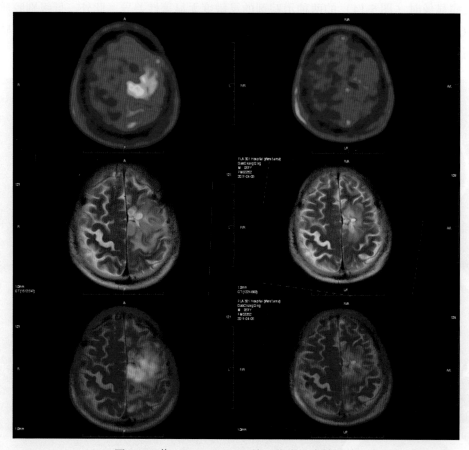

图 5-15　^{11}C-MET PET/MR 放、化疗后疗效评估

患者，男性，57 岁，胶质瘤术后复发进行放、化疗，对放、化疗进行疗效评估。左图为放、化疗前，右图为放、化疗后 3 个月（SUV_{max}：1.6 vs 0.7；T/NT：2.7 vs 1.0）。放、化疗后病变放射性摄取较前明显减低。

的诊断，在炎性病灶中的摄取减低或不摄取的表现对鉴别脑部胶质瘤术后是否有残存或复发以及鉴别周围炎性坏死组织有非常重要的临床应用价值。

4. 指导放、化疗计划，活检及介入治疗的定位　^{11}C-MET PET 显像能够较为准确地显示胶质瘤病变范围，通过科学的勾画能够更好地为放疗杀灭肿瘤细胞同时很好地保护正常脑组织起到关键性作用，能够明显优化胶质瘤复发患者的放疗计划，此外也能够为病变活检位置选择及介入治疗方案提供有力依据（图 5-17）。

5. 在颅内其他肿瘤中的应用　^{11}C-MET PET 还可用于脑膜瘤、神经瘤、脑转移瘤的评价、治疗方案的制订和随访，以及脑肿瘤的预后评价。

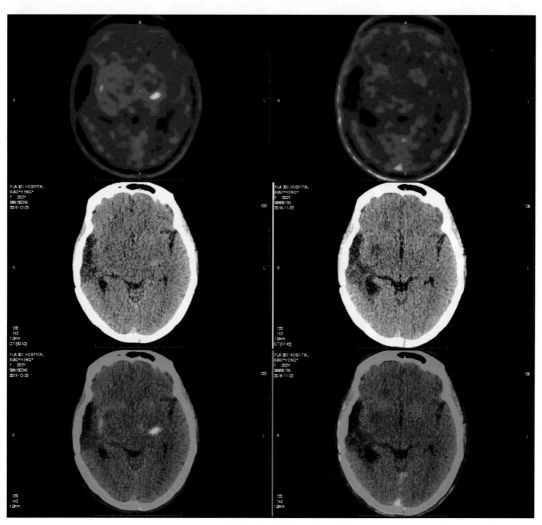

图 5-16　^{11}C-MET PET/CT 评估胶质瘤复发

患者，女性，53 岁，胶质母细胞瘤术后、放化疗后 1 年，左基底节区见局限性浓聚灶（SUVmax：2.2；T/NT：2.4），考虑复发。术后病理：胶质母细胞瘤（WHO Ⅳ级）。

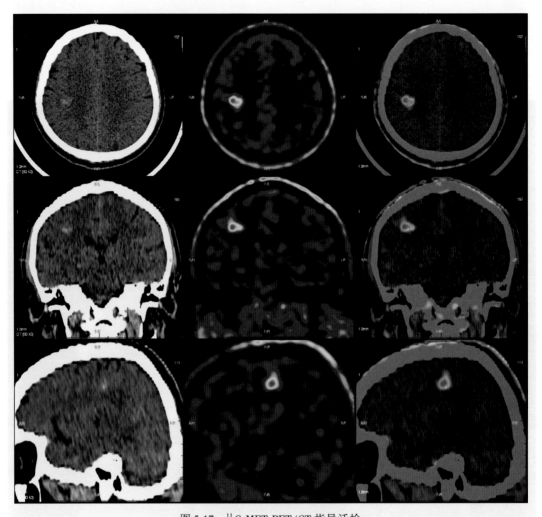

图 5-17　^{11}C-MET PET/CT 指导活检

患者，男性，52 岁，因 "左面部抽搐 12 天" 入院。^{11}C-MET PET/CT 提示右侧顶叶异常放射性浓聚灶，

在 PET/CT 融合图像引导下高代谢区穿刺活检，病理诊断：星形细胞瘤（WHO Ⅱ级）。

本 章 小 结

　　基于神经系统疾病的分子病理机制，神经系统疾病的分子与功能成像主要包括葡萄糖代谢显像、受体及蛋白质显像、氨基酸显像等方面，其中葡萄糖代谢显像应用最为广泛，为多种神经系统退行性疾病的重要诊断依据；受体和蛋白质显像通过不同的显像剂可反映不同的分子病理特征，如多巴胺能、胆碱能通路的改变，β 类淀粉样蛋白和 Tau 蛋白沉积等；氨基酸代谢显像在代谢分子显像中占有重要地位，可弥补 ^{18}F-FDG 特异性差的一些不足。随着神经系统分子与功能成像技术的不断发展，其在脑功能研究及神经系统疾病的诊断、治疗方面将成为有力工具。

思考题

1. 葡萄糖代谢 PET 显像在神经系统疾病的临床应用有哪些?

2. 受体 PET 显像的显像剂和对应的显像分子靶点是什么?

3. 氨基酸 PET 显像的原理是什么?

（左传涛　麻广宇　程登峰）

第六章　心血管疾病的分子成像

学习要求

1. **掌握**　心肌代谢显像、心脏交感神经显像的基本原理、显像药物、图像特点和临床应用。
2. **熟悉**　血栓显像、动脉粥样硬化斑块显像的基本原理、显像药物和临床应用。
3. **了解**　心肌代谢显像、心脏交感神经显像的显像方法。

近年来，心血管疾病的分子机制研究取得了很大的进展，从而拓展了分子影像学技术在心血管疾病的诊断、预后评估、治疗决策以及疗效评价等多方面的临床转化和应用。特别是心血管疾病治疗新技术，如介入治疗、辅助装置治疗、靶向药物治疗等，对诊断技术提出了新的、更高的要求，不仅需要传统的心血管解剖结构的诊断，更需要对于心血管功能状态、代谢水平、神经支配、炎症反应、治疗靶点的表达水平等等进行更加深入细致的评价，从而满足精准诊断和治疗的要求。目前，已经应用于临床的分子显像技术包括：心肌代谢显像、心脏交感神经显像、血栓显像、动脉粥样硬化斑块显像等；还有一些分子显像新技术正在研究中，如报告基因显像、基质金属蛋白酶显像、心肌纤维化显像、心肌细胞凋亡显像等。

第一节　心肌代谢显像

正常心肌主要通过脂肪酸及葡萄糖的有氧氧化提供能量。在缺血、缺氧的状态下，脂肪酸及葡萄糖的有氧氧化被抑制，其能量来源转向以葡萄糖无氧酵解为主。因此，利用心肌葡萄糖及脂肪酸代谢显像可评价缺血性心脏病及心肌病等的心脏能量代谢情况，能探明心脏疾病的病理生理状态。

一、基本原理

葡萄糖是心肌的重要能量代谢底物，在供氧充足时可以进行有氧分解，产能多但同时消耗大量氧气；而在心肌缺血时，由于氧供不足，有氧氧化终止，转而进行无氧酵解，虽然产能少，但可以维持细胞生命活动所必需的能量。因此，葡萄糖代谢的存在是心肌细胞仍然存活的基础和标志，也是无创诊断心肌存活的"金标准"。

二、显像剂

¹⁸F-FDG 是天然葡萄糖的类似物，可以同天然葡萄糖一样被心肌细胞摄取并磷酸化，但不能进一步的氧化分解，而一过性、稳定地停留在心肌细胞内，因此可以进行体外探测显像。其在心肌细胞内的数量与心肌对天然葡萄糖的摄取和磷酸化的量正相关。

三、显像方法

（一）显像前准备

心肌的葡萄糖摄取受饮食状态、激素水平等多种因素的影响。为了能让心肌尽可能地摄取葡萄糖而不摄取其他能量代谢底物，在 ^{18}F-FDG 显像前需要进行严格而规范的准备。这些措施包括：葡萄糖负荷、胰岛素注射（静脉或皮下）、口服降脂药（阿昔莫司）。具体到每个患者，则需要根据患者的具体情况制订个体化的准备方案，美国核心脏病学会（American Society of Nuclear Cardiology，ASNC）制定了相关指南。如果要对心肌的葡萄糖摄取进行绝对定量分析，则需要用高胰岛素正常葡萄糖钳夹法（euglycemic clamp）进行准备。该方法程序复杂且耗时长，国内鲜有医疗机构掌握该项技术。

（二）图像采集

心肌 ^{18}F-FDG 衰变产生的 γ 光子的能量（511 keV）数倍于用于普通 SPECT 显像的核素能量（如 ^{99m}Tc-MIBI 的 γ 光子的能量 140 keV），因此普通的 SPECT 无法胜任 ^{18}F-FDG 显像。进行 ^{18}F-FDG 显像可以利用两种设备：①配备超高能准直器的 SPECT，图像质量不佳，但设备和显像费用低廉，可以满足临床的基本需要；②PET 或 PET/CT，图像质量显著提升，但设备和显像费用高。

^{18}F-FDG 的半衰期约 110 min，在注射后的 60 min 开始即可进行图像采集。同样的，^{18}F-FDG 显像也可以进行门控采集获得心功能信息。如果 ^{18}F-FDG 显像的目的是检测存活心肌，还需要进行 ^{99m}Tc-MIBI 心肌灌注显像，两者配合才能识别心肌的病理状态。^{18}F-FDG 的高能光子会对 ^{99m}Tc-MIBI 的低能光子产生影响，因此在 ^{18}F-FDG 注射后的 5 个半衰期（约 9 h）内不能进行 ^{99m}Tc-MIBI 显像，因此推荐两种显像隔日进行。

（三）图像分析

检测存活心肌时，心肌灌注显像和心肌葡萄糖代谢显像的结果可以有如下组合：①灌注减低而 ^{18}F-FDG 正常，即"不匹配"（mismatch），是冬眠心肌（hibernating myocardium）的特征性表现（图 6-1）；②灌注和 ^{18}F-FDG 同等程度的减低，即"匹配"（match），是心肌梗死的特征性表现，还可以根据二者匹配性减低的程度进一步划分为"非透壁性梗死"和"透壁性梗死"（图 6-2）；③灌注和 ^{18}F-FDG 均正常，但室壁运动异常，是"顿抑心肌"（stunning myocardium）；④灌注正常而¹⁸F-FDG减低，即"反向不匹配"（reverse mismatch），机制不清，可能与血糖调控不充分、左束支传导阻滞等多种因素有关，目前的指南推荐判定为正常心肌。

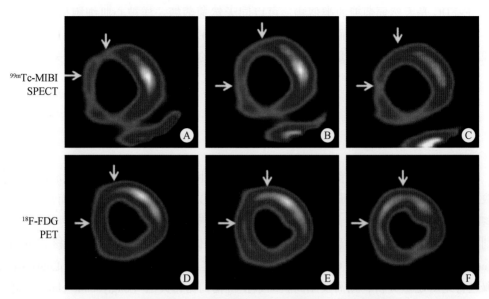

图 6-1　存活心肌的^{99m}Tc-MIBI SPECT/¹⁸F-FDG PET 显像图

上排：^{99m}Tc-MIBI SPECT 显像示前壁及间隔血流灌注减低；

下排：对应区域心肌¹⁸F-FDG 摄取增加，即血流灌注/代谢"不匹配"（箭头所示），为冬眠心肌表现。

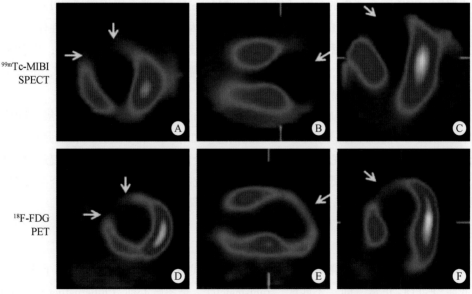

图 6-2　梗死心肌的^{99m}Tc-MIBI SPECT/¹⁸F-FDG PET 显像图

上排：^{99m}Tc-MIBI SPECT 显像示心尖部、前壁和前间隔血流灌注缺损；

下排：对应区域心肌¹⁸F-FDG 摄取亦呈缺损表现，即血流灌注/代谢"匹配"（箭头所示），为梗死心肌。

四、临床应用

(一) 存活心肌评价

心肌^{18}F-FDG PET 显像是目前公认的评价存活心肌的"金标准"。存活心肌，是指在心肌发生缺血后心肌细胞尚未坏死，但可伴有其正常功能明显下降，当血运重新建立后，其功能可以逐渐恢复。根据心肌缺血的程度和持续时间的不同，心肌细胞损害的结果分为 3 种：坏死心肌、冬眠心肌和顿抑心肌。坏死心肌是心肌不可逆的损害，即使冠状动脉血流重新恢复，心功能也不会得到有效改善。顿抑心肌是指经短时间缺血后，心肌细胞发生一系列生理、生化及代谢改变，心肌细胞尚未发生坏死，但结构、代谢的改变，尤其是收缩功能的障碍在再灌注后数小时、数天或更长时间才恢复的现象。冬眠心肌是指在慢性持续性心肌缺血时，心肌细胞通过代偿性调节，降低其氧耗量及代谢功能，使心肌细胞保持其存活状态，但是会部分或全部地丧失局部心肌收缩功能，当血运重建后，其功能可部分或全部恢复正常。也有研究提示，心肌冬眠可能是慢性、反复的心肌顿抑伴早期血流灌注正常或接近正常而血流灌注储备降低的一种暂时性进展，最终导致静息血流灌注减低。无论其发病机制如何，判断心肌细胞活力非常重要，因为如果心肌有存活，经血运重建或其他治疗后，心室功能一般都可得到改善。因此，理论上顿抑心肌、冬眠心肌以及正常心肌均为存活心肌。

需要特别强调的是，在临床工作中，^{18}F-FDG 显像报告的存活心肌一般特指冬眠心肌。而正常心肌和顿抑心肌虽然也是"活"的心肌，但大量的临床研究表明，它们与冬眠心肌的临床意义截然不同。冬眠心肌可以预测未来心功能的改善程度，对于临床治疗决策的制订具有重要的指导意义，早期血运重建挽救冬眠心肌，可能在阻止和逆转心室重塑方面起到决定性作用。并且，足够数量的冬眠心肌是保证血运重建后患者左心室功能有效改善的前提，而不是冬眠心肌的有无。只有^{18}F-FDG 显像能够识别冬眠心肌，这也是称其为存活心肌"金标准"的根本原因。

(二) 心肌缺血检测

心肌缺血是由于冠状动脉供血不能满足心肌做功需要而引起的病理现象，可引起心肌基因、分子、功能和代谢等多种水平的变化，心肌缺血引起的代谢变化主要包括：游离脂肪酸和葡萄糖的有氧氧化减低，葡萄糖的无氧酵解增强，进而导致乳酸积聚，心肌收缩功能降低。研究表明，上述变化几乎在心肌血流减低的同时就已经发生，并持续到血流恢复后的一段时间，因此也被称为代谢顿抑或缺血记忆。在以急性胸痛就诊的患者中，一部分患者在就诊时症状已经改善，或者距离胸痛发作时间较长，引起心肌缺血的病理因素已经缓解，包括冠状动脉痉挛、血栓自溶、心脏负荷减轻等，常规的诊断方法很难判断是否发生过心肌缺血，利用心肌的"缺血记忆"现象，可以诊断一些常规方法无法确诊的心肌缺血。[18]F-FDG 心肌缺血显像的临床研究分为两类：对稳定性心绞痛患者主要是评价[18]F-FDG 显像诊断负荷试验诱发的心肌缺血能力；对不稳定性心绞痛（unstable angina，UA），是应用[18]F-FDG 显像探测这些患者在静息状态下已经存在的心肌缺血（图6-3）。[18]F-FDG 显像诊断心肌缺血有很高的准确率，其临床应用正逐步得到重视。

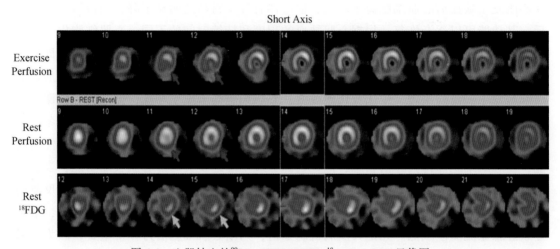

图 6-3　心肌缺血的[99m]Tc-MIBI SPECT/^{18}F-FDG PET 显像图

UA 患者，男性，63 岁。运动负荷心肌灌注显像显示下侧壁可逆性灌注缺损（箭头所示）。

^{18}F-FDG PET 图像示相应区域局灶性[18]F-FDG 摄取增加（箭头所示），冠脉造影示三支血管次全闭塞性病变。

（三）心脏炎性疾病评价

^{18}F-FDG 显像已经成为活动期心脏炎性病变一种公认的诊断方法。因心脏的炎性疾病同样有葡萄糖代谢的增强可被显像探测。该方法可用于一系列炎症病变检测，相关的研究报道见于巨细胞性心肌炎、病毒性心肌炎、心脏的结节病、感染性心内膜炎、心包炎、急性心肌梗死（图6-4）等。

除心肌葡萄糖代谢显像外，检测心肌缺血还可以采用心肌脂肪酸代谢显像。一般在禁食状态下进行检查。静脉注射[123]I-β-甲基碘苯脂十五烷酸（[123]I-BMIPP），20 min 和 3 h 后分别做 SPECT 断层显像。正常人左室心肌对脂肪酸显像剂的摄取是均匀的，在心肌缺血情况下，缺血区脂肪酸代谢显像呈局灶性放射性缺损，而葡萄糖代谢显像则表现为同一部位[18]F-FDG 摄取增高，表明心肌能量代谢已由脂肪酸代谢转变为糖酵解增强。

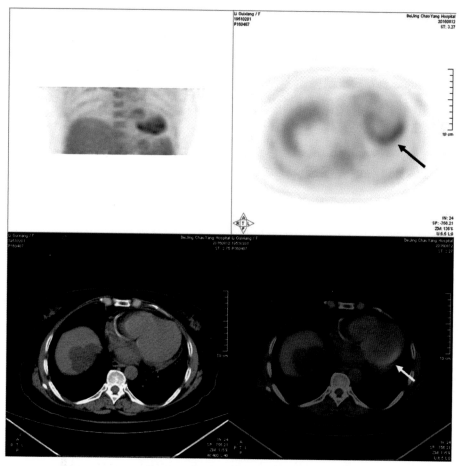

图6-4　急性心肌梗死后心脏炎症^{18}F-FDG PET 显像图

急性心梗患者，支架术后 5 d，侧壁可见^{18}F-FDG 摄取增高，为急性期炎症改变。

第二节　心脏交感神经显像

一、基本原理

心脏受交感神经和副交感神经的双重支配，通过末梢释放神经递质作用于心肌细胞膜受体而发挥调节心肌功能的作用。交感神经纤维末梢释放去甲肾上腺素（noradrenaline，NE），与心肌细胞的肾上腺素能受体（β$_1$ 受体）作用；副交感神经纤维末梢释放乙酰胆碱（acetylcholine，Ach），与心肌细胞的胆碱能受体（M受体）作用。

交感神经突触前神经末梢合成 NE 并储存在囊泡中，在受到刺激时，NE 被释放到突触间隙，与突触后膜相应的受体结合，产生心脏刺激效应。同时，突触前末梢通过去甲肾上腺素转运体-1（NET-1）对 NE 主动重吸收来调节和终止交感神经的作用，称为"摄取-1"机制。心脏神经显像的基本原理是将放射性核素标记的 NE 结构类似物静脉注入体内，如^{123}I标记的间碘苄胍（^{123}I-MIBG）等，可被交感神经突触前膜通过"摄取-1"机制摄取，储存在囊泡中，而不被儿茶酚胺-O-甲基转移酶或单胺氧化酶分解。放射性药物在心肌交感神经末梢内的分布，反映了心脏交感神经功能的完整性。心脏交感神经功能障碍是许多心脏疾病的重要发病机制，称为"去神经支配""摄取-1"功能下调，放射性药物在交感神经末梢内分布减低，在突触间隙中清除加快。因此，心脏交感神经显像显示为心肌的放射性摄取减低或缺失。

二、显像剂和显像方法

心脏交感神经显像药物在结构上为NE类似物，分为SPECT显像剂和PET显像剂两类。SPECT显像剂有^{123}I-MIBG；PET显像剂有^{11}C标记羟基麻黄碱（^{11}C-HED）、^{18}F标记多巴胺（^{18}F-DA）、^{11}C标记肾上腺素（^{11}C-EPI）等。

以^{123}I-MIBG为例。静脉注射^{123}I-MIBG 10 mCi，4～20 min后进行早期显像，4～24 h后进行延迟显像。正常的^{123}I-MIBG显像表现为心肌内放射性分布基本均匀，仅心尖部放射性分布略稀疏。

三、临床应用

（一）充血性心力衰竭

充血性心力衰竭患者射血功能减低，心脏交感神经功能代偿增强。NE释放增加，加快NET-1的转运过程，最终使NET-1机制超负荷，NET-1载体密度减低，NE向血浆溢出增多。随着心功能的进一步恶化，神经细胞的数目减少，NET-1功能下调。心脏交感神经显像表现为心肌放射性摄取减低，即"去神经支配"现象，延迟显像可表现为心肌放射性清除加快。

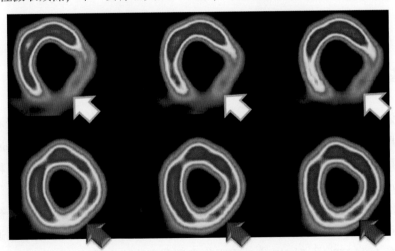

图6-5　充血性心力衰竭患者药物治疗前后^{123}I-MIBG心脏交感神经显像的比较

上排图像：治疗前，左室心肌下壁及侧壁（白箭头所示部位）表现为放射性稀疏-缺损，呈"去神经支配"表现。
下排图像：经血管紧张素转化酶抑制剂缬沙坦治疗后，上述部位放射性摄取增高（红色箭头所示部位）。

（二）缺血性心脏病

心肌交感神经纤维对缺血极为敏感，心脏交感神经显像表现为心肌放射性摄取减低，即"去神经支配"现象。部分急性胸痛患者，就诊时症状已缓解或消失，心电图、心肌酶学、超声心动图等已难以发现曾经发生的急性心肌缺血，而"去神经支配"现象却可以持续较长时间，为诊断提供了更长的时间窗。急性心肌梗死稳定后，心肌血流开始恢复，而部分心肌的交感神经功能却有可能长时间未恢复正常，造成血流灌注和神经支配的"不匹配"现象。这种"不匹配"区域往往是心肌梗死后恶性心律失常发生的高危部位。心脏交感神经显像结合心肌灌注显像有助于发现这些部位，为有效地干预治疗提供依据。

（三）心律失常

心脏交感神经显像可以用于预测恶性心律失常及心源性猝死的发生，指导高危患者进行心脏除颤器植入治疗。

（四）原发性肥厚型心肌病

原发性肥厚型心肌病患者心脏交感神经支配异常，交感神经元处于无功能状态。但交感冲动增加。心脏交感神经显像表现为心肌放射性摄取明显减低，清除明显加快。研究发现：心肌^{123}I-MIBG 摄取减低程度与心内膜活检发现的病理改变程度及心功能受损程度显著相关。

（五）其他

心脏交感神经显像还可以用于评价心脏移植术后的神经再生情况。对于接受放化疗的癌症患者，可以发现早期的心脏损伤。此外，心脏交感神经显像还可以用于评价糖尿病患者由于微循环缺血造成的心肌损伤。

第三节 血栓显像

静脉血栓栓塞症（venous thromboembolism，VTE）是常见的血栓性疾病，包括：深静脉血栓形成（deep venous thrombosis，DVT）和肺血栓栓塞症（pulmonary thromboembolism，PTE）。深静脉血栓形成初期缺少典型的临床表现，但却是 VTE 的主要血栓来源。急性PTE 如果未经及时治疗，死亡率高。因此，及时正确地诊断新鲜血栓，是治疗成功及取得良好预后的关键。

放射性核素血栓显像的基本原理是：利用放射性核素标记可与新鲜血栓特异性结合的分子物质，制成血栓显像剂，放射性血栓显像剂与血栓上的特异性分子靶点结合，通过体外显像，得到新鲜血栓的图像信息。

放射性核素血栓显像始于 20 世纪 80 年代，早期主要是利用体外标记的自体血小板、纤维蛋白原等，但标记过程复杂，敏感度低，临床应用受到限制。从 20 世纪 90 年代开始，放射性核素血栓显像剂的研究主要集中于与活化血小板特异结合的小分子多肽。根据与活化血小板结合靶点的不同，血栓显像剂主要分为三类：与血小板膜糖蛋白Ⅱb/Ⅲa（GPⅡb/Ⅲa）受体结合、与 P-选择素结合和与磷脂酰丝氨酸（phosphatidylserine，PS）结合等。从分子结构上看，血栓显像剂逐步由大分子抗体向抗体片段及小分子多肽发展。

GPⅡb/Ⅲa 受体结合型的血栓显像剂在国外已经应用于临床，主要的显像剂有 ^{99m}Tc-Apcitide（P280）和 ^{99m}Tc-DMP444。Apcitide 的主要结构包含了精氨酸–甘氨酸–天冬氨酸（arginine-glycine-aspartate，RGD）三肽。GPⅡb/Ⅲa 受体多表达于新鲜血栓活化血小板的表面，可以识别含 RGD 结构的蛋白质或肽段，并与之特异性结合，而陈旧血栓中的静止血小板则表达 GPⅡb/Ⅲa 受体较少。DMP444 为 GPⅡb/Ⅲa 受体拮抗剂，也具有与 GPⅡb/Ⅲa 受体高度亲和的特征。^{99m}Tc-Apcitide 或 ^{99m}Tc-DMP444 的注射剂量为 20~25 mCi，注射后 1~2 h 进行显像，下肢深静脉血栓和肺血栓均能够较为清晰地显示。

与 PS 特异结合的显像剂主要是 ^{99m}Tc-Annexin V。血小板膜由磷脂双分子层构成，带负电荷的 PS 位于膜内侧。血小板被激活后，PS 外翻暴露至血小板膜表面，而静息血小板表面很少表达 PS。^{99m}Tc-Annexin V 由人工重组制备获得，其与 PS 具有高度的亲和力。因此，可用于血栓显像，但目前还未广泛应用于临床。

我国自主研发的 ^{99m}Tc-SZ51 是与 P-选择素特异结合的显像剂。P-选择素存在于血小板的膜内，血小板活化后，膜表面 P-选择素表达明显增高，而静息血小板膜表面 P-选择素的表达较少。SZ51 是人工合成的抗血小板膜蛋白 P-选择素的单克隆抗体，能够与活化血小板表面的 P-选择素特异性结合，可以用于检测新鲜血栓。但目前还处于实验阶段。

除了与活化血小板结合的小分子肽类显像剂之外，还有一类正在临床试验的显像剂，其主要结合于血栓中的纤维成分，从而达到血栓显像的目的。绝大多数血栓富含交联纤维蛋白，其具有独特的抗原位点，可以与特异性抗体高度结合。^{99m}Tc-DI-DD3B6/22-80B3 的前体物质是一种人工合成的抗体片段，可以靶向结合于交联纤维蛋白中 D-二聚体区域的小分子抗原成分，从而能够用于血栓显像。

第四节　动脉粥样硬化斑块显像

胆固醇代谢异常和局部炎症反应是动脉粥样硬化（atherosclerosis，AS）发生的关键因素。在高血压、高血脂等危险因素作用下，血管内皮细胞损伤、脂质堆积、巨噬细胞浸润、结缔组织增生、钙盐沉积等一系列复杂的病理变化最终导致血管壁失去弹性、管腔狭窄。动脉粥样硬化常累及主动脉、冠状动脉、脑和肾动脉。

研究表明：易损斑块（vulnerable plaque）是急性冠状动脉综合征发生的病理基础，早期发现易损斑块对预防心血管事件的发生至关重要。传统影像学，如血管造影、CT 冠状动脉造影等主要显示管腔狭窄程度，目前已有多种影像学方法可以用于探测动脉粥样硬化斑块（表 6-1），主要通过分析斑块的钙化、脂质成分、管壁厚度及弹性进行评价。其中，利用放射性核素标记的化合物参与动脉粥样硬化发生、发展的病理过程，进而对斑块进行定性、定量分析的核医学斑块显像方法，具有早期、无创、敏感度高的独特优势，PET/CT 的分辨率可达 4～5 mm，具有很好的应用前景。

表 6-1　动脉粥样硬化斑块探测技术

名称	技术特点	缺点
血管造影	测量血管狭窄程度的"金标准"；显示 AS"晚期"斑块破裂、腔内血栓、钙化等	有创，灵敏度低，晚期
双源计算机断层摄影血管造影	显示冠脉斑块的形态学特征，速度快，干扰小	辐射、无法显示斑块的功能状态
MRI	识别斑块结构，区别脂质与纤维组织，分辨率高	显像时间长
B 型超声	测定管壁厚度、斑块面积，粗略识别斑块性质	分辨率不高
血管内超声	区分脂质、纤维、钙化，识别可逆性脂质沉积、不可逆硬化斑块、溃疡性斑块、血栓	有创
光学相干断层显像	探测巨噬细胞识别斑块性质，高分辨率	有创
拉曼光谱	利用散射光谱识别斑块性质，相对定性、定量	无法辨别斑块形态
温度测量法	利用温度差异识别斑块性质	用于浅表的颈动脉
核医学斑块显像	利用核素标记化合物参与斑块形成的病理过程，无创、敏感性高	部分靶/本比值低，多处于试验阶段

一、显像原理

核医学动脉粥样硬化斑块显像的基本原理是将放射性核素标记的化合物静脉注射至患者体内，直接参与动脉粥样硬化斑块形成的病理过程，通过 SPECT/CT、PET/CT、PET/MR 等显像设备在体外进行探测，重建形成可视化的图像用于分析斑块的性质、分布、数量、状态等。目前可用于斑块显像的核医学显像剂见表 6-2，其中以 ^{18}F-FDG、^{18}F-NaF 最为常用。

在动脉粥样硬化斑块的形成过程中，内皮细胞表达许多白细胞黏附分子，介导单核-巨噬细胞大量浸润，同时可驱化少量 T 淋巴细胞，激活的白细胞可能增加细胞的糖酵解；炎症介质，如巨噬细胞集落刺激因子进一步增强巨噬细胞清道夫受体表达，促进吞噬脂质，主要为低密度脂蛋白（low density lipoprotein，LDL）；T 淋巴细胞表达的细胞因子等促进平滑肌细胞迁移入进展中斑块的弹性薄层和胶原基质；炎症介质激活胶原酶，使纤维帽变薄、变脆，形成易损斑块；蛋白酶激活加速纤维帽破裂，形成血栓，最终导致心肌梗死、不稳定性心绞痛等心血管事件发生。易损斑块的特征为具有薄纤维帽，大的坏死脂质核伴丰富的炎症细胞和少量平滑肌细胞，斑点状钙化和正性重构，此外还出现程序性凋亡和新生微血管。因此，斑块内的巨噬细胞、平滑肌细胞、微钙化、LDL 受体成为核医学分子显像的主要生物学靶点。

表 6-2　常用的动脉粥样硬化斑块显像剂

分类		显像剂	结合斑块成分
低密度脂蛋白（LDL）		^{125}I/^{123}I-LDL、^{111}In-LDL、^{99m}Tc-LDL	LDL 受体
		^{99m}Tc-ox-LDL	巨噬细胞清道夫受体
免疫球蛋白	非特异性	^{111}In-DTPA-人多克隆 IgG	巨噬细胞 Fc 受体
	特异性单克隆抗体	^{111}In-（DTPA-PL）-Z$_2$D$_3$F（ab'）$_2$IgM	平滑肌细胞
		^{123}I-SP-4、^{99m}Tc-P199、^{99m}Tc-P215	泡沫细胞
多肽		^{99m}Tc-内皮素衍生多肽	平滑肌细胞内皮素 A、B 受体
		^{18}F-Galacto-RGD	血管生成
		^{68}Ga-DOTA-TATE	巨噬细胞生长抑素受体
代谢		^{18}F-FDG	巨噬细胞（糖酵解）
钙盐交换		^{18}F-NaF	微小钙化
腺苷二磷酸类似物		^{99m}Tc-Ap4A、^{99m}Tc-AppCHClppA	血小板、巨噬细胞、平滑肌细胞、单核细胞 P2 受体
反义寡核苷酸		^{99m}Tc-c-myc/c-myb/cdk2	平滑肌细胞靶基因 mRNA

二、显像方法（^{18}F-FDG 和 ^{18}F-NaF 为例）

根据使用的显像剂不同，动脉斑块显像方法各有不同。现以 ^{18}F-FDG 和 ^{18}F-NaF 为例进行简要介绍。

^{18}F-FDG PET/CT 检查前禁食 4~6 h，测量血糖（最佳空腹血糖需控制在 7.2 mmol/l 以下）。静脉注射 ^{18}F-FDG 185~925 MBq（5~25 mCi），注射后安静休息 120 min；检查前排空尿液，平卧于检查床上，行颈动脉斑块显像时，充分暴露颈部，双上肢置于身体两侧；行冠状动脉斑块显像时，双上肢上举。局部采集时间 8~10 min，采用迭代法进行图像重建。

^{18}F-NaF PET/CT 的注射剂量为 125~925 MBq，注射后 60 min 进行显像，局部的显像时间为 10 min。

三、图像分析（^{18}F-FDG 为例）

正常血管的 ^{18}F-FDG 摄取为血液放射性本底（血池）影像，而动脉不稳定（易损）斑块局部则摄取 ^{18}F-FDG 明显增高。为减少血池摄取的干扰，动脉斑块显像使用病灶的靶/本比值（target to background ratio，TBR）而非 SUV 值作为参数进行分析。

$$TBR_{max} = \frac{血管壁或斑块的 SUV_{max}}{靶血管附近静脉血池 SUV_{mean}}$$

TBR 值为两个 SUV 值的比值，需选择邻近靶血管的静脉进行血池 SUV 值的勾画、测量，感兴趣区不宜过大（表 6-3）。当 TBR 值 >1.6 时，提示斑块显像阳性。

表 6-3　不同动脉斑块显像的血池勾画区域选择

靶血管	血池勾画区域
冠状动脉	颈静脉
升主动脉、主动脉弓	上腔静脉
降主动脉、髂动脉、股动脉	下腔静脉

四、临床应用

利用动脉粥样硬化斑块显像识别易损斑块，可以早期筛选出心血管事件高危患者，从而建立个体化的治疗方案。随着核医学显像设备和图像分析软件技术的进步，动脉斑块显像对局部解剖结构和动脉斑块生物学信息的显示、分析日益精准。当动脉斑块或血管壁 TBR 大于 1.6 时，提示患者需进行临床干预治疗，包括强化药物治疗和介入治疗等。对健康人群的研究发现，升主动脉壁[18]F-FDG 的摄取增高，提示未来心血管事件发生风险的增高；而对于脑梗死患者的研究提示，同侧颈动脉斑块[18]F-FDG 摄取增高的患者（图 6-6），再次发生脑梗死的概率明显升高。

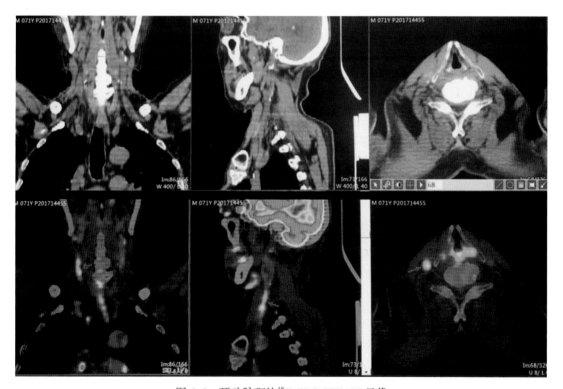

图 6-6　颈动脉斑块[18]F-FDG PET/CT 显像

上图：颈部 CT 显示颈动脉局部钙化（箭头所示）。下图：PET/CT 显示相应部位 FDG 摄取增高（箭头所示）。

动脉斑块显像技术可以动态、无创、可视化评价抗动脉粥样硬化药物的生物学疗效，有助于降低新药的研发费用。作为一种无创的显像技术，动脉斑块显像简单易行，可重复性好，灵敏度高，通常药物治疗后 3~4 个月即可进行疗效评估，如发现动脉斑块放射性摄取降低，则治疗有效。

然而，由于正常生理状态下心肌摄取 ^{18}F-FDG 可能较高，用 ^{18}F-FDG 斑块显像对冠状动脉斑块进行评估的临床应用受到一定的限制，更适宜选择正常生理状态下心肌摄取较低的动脉斑块显像剂，如 ^{18}F-NaF（图 6-7）。今后，PET/MR 等新技术的发展和新型动脉斑块显像剂的研发和转化，将会进一步推动动脉粥样硬化斑块显像技术的发展。

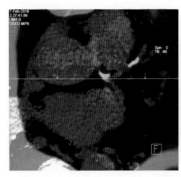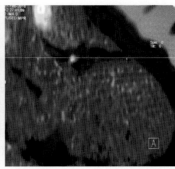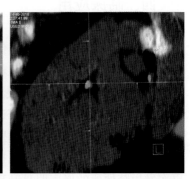

图 6-7　冠状动脉斑块 ^{18}F-NaF PET/CT 显像
冠脉左前降支钙化斑块放射性摄取增高，为易损斑块。

本 章 小 结

各种心血管分子影像技术各具特色，其核心技术是不同的显像剂和所针对的不同特异性分子显像靶点。心肌代谢显像通过心肌细胞代谢分子靶点，评价心肌糖代谢或脂代谢水平，从而判断心肌活力；心脏交感神经显像通过神经递质传导或循环再利用过程中的分子靶点，评价心肌交感活性水平，从而发现去神经支配病变；血栓显像主要以活化血小板等活动性血栓成分作为显像靶点；而动脉粥样硬化斑块显像的分子靶点更为多样化，除了脂质成分外，其特征性的细胞成分表面更是提供了丰富的结合靶点，使新的显像剂和显像方法不断出现。随着心血管疾病分子机制研究的不断深入，以及分子靶向治疗技术的发展，心血管分子显像技术一定会更快地进步，展示出广阔的应用前景。

思考题

1. ^{18}F-FDG 心肌代谢显像鉴别存活心肌的原理是什么？
2. 心脏交感神经显像的临床应用有哪些？
3. 血栓显像的显像剂和对应的显像分子靶点是什么？
4. 动脉粥样硬化斑块显像的显像分子靶点有哪些？

（方纬　杨敏福　邱春）

第七章 炎性病变的分子与功能成像

第一节 炎症显像概述

炎症是指人体组织或器官对有害刺激或损伤所产生的一种防御反应。感染、创伤、恶性肿瘤及物理、化学因素等都可引起机体产生炎症反应，并可以发热及血清炎性因子增高等为临床表现。炎症反应是一个复杂的过程，免疫细胞的参与（包括 T 细胞、B 细胞和 NK 细胞等淋巴细胞及单核–巨噬细胞等）、细胞因子的释放、炎性因子诱导趋化下受体分布的变化以及抗体的产生等，任何一个环节都可成为潜在的成像靶点。一些单光子核素标记白细胞、抗体等显像已被临床用于炎症病变的检出；一些在肿瘤学研究中得到证实的标记分子显像剂理论上均可作为趋向感染与炎症的分子显像剂，如标记趋化肽类似物、白细胞介素（interleukin，IL）（IL-1、IL-2、IL-8）、血小板因子（platelet factor，PF）（PF4）、生长抑素受体、血管细胞黏附因子-1 等。近年来核医学分子影像技术在非肿瘤性疾病的应用正处于迅速发展阶段。2013 年，核医学与分子影像学会（Society of Nuclear Medicine and Molecular Imaging，SNMMI）与欧洲核医学协会（European Association of Nuclear Medicine，EANM）发表了 ^{18}F-FDG 显像用于感染与炎症诊断指南，显示出分子功能影像在炎症性疾病诊断中广泛的临床应用前景。而目前随着 ^{18}F-FDG PET/CT 在肿瘤学领域的推广应用，^{18}F-FDG 也将成为炎性病变诊断中临床最为广泛应用的显像剂。

当前 ^{18}F-FDG 显像在感染与炎症中的应用尚处于迅速发展阶段，循证医学证据尚不够充分，显像适应证可参考 SNMMI 与 EANM 发表的 ^{18}F-FDG 显像用于感染与炎症诊断指南。尽管 ^{18}F-FDG 显像可用于多种感染和炎症性疾病的诊断（表7-1），但目前国内临床尚未将其作为各种炎症性疾病的常用检查方法。然而，当面对不明原因发热或炎症等疑难情况时，临床医师却自觉或不自觉地将 ^{18}F-FDG PET/CT 引入感染与炎症的诊疗过程。可以预期的是 ^{18}F-FDG PET/CT 有可能成为多种炎症性疾病诊断的一线检查手段。

表 7-1　^{18}F-FDG 显像感染与炎症适应证

发热待查的病因诊断
可疑医疗置入物相关感染（血管设备、心脏起搏器、关节假体）
结节病
周围型骨髓炎（非术后，非糖尿病足）
可疑脊柱感染（椎间盘炎或椎体骨髓炎，非术后）
评估转移性感染和高风险菌血症的患者
血管炎（如巨细胞动脉炎）
评估结核病灶的代谢活性
评估多囊性疾病中潜在的肝及肾囊肿感染
AIDS 相关机会性感染、相关的肿瘤、Castleman 病
糖尿病足感染
炎性肠道疾病
心内膜炎

第二节　^{18}F-FDG 炎症显像

一、显像原理

早在 1923 年，Otto Heinrich Warburg 就提出恶性肿瘤细胞通过非氧化性的葡萄糖分解比正常细胞产生更多的能量，即所谓的"Warburg 效应"，这也正是^{18}F-FDG 显像肿瘤学应用的基础。而 Kubota 等在肿瘤学相关研究中又观察到一个有趣的现象，即活跃于肿瘤周围的炎性细胞（如巨噬细胞）对^{18}F-FDG 的摄取是肿瘤组织摄取^{18}F-FDG 的一个重要组成部分，且炎性细胞比肿瘤细胞更容易摄取^{18}F-FDG，所以炎性细胞与恶性肿瘤细胞的代谢途径有多种相似的潜在机制。炎性细胞，尤其是中性粒细胞和单核-巨噬细胞，可高水平表达葡萄糖转运体（glucose transporter，GLUT）（尤其是 GLUT1 和 GLUT3），并且己糖激酶活性也很高，可摄取更多的^{18}F-FDG，因此通过 PET/CT 进行探测成像可用于炎症性病灶的检出。

二、显像剂与显像方法

1. 显像剂　^{18}F-FDG。

2. 显像方法　患者显像前一天不宜进行剧烈活动，禁食 4 h 以上，以减少正常组织（如心肌、骨骼肌）对^{18}F-FDG 的摄取，以及高血糖对病变部位^{18}F-FDG 摄取的竞争性抑制。

3. 图像采集　^{18}F-FDG 用量根据所用正电子显像设备而不同，一般 PET 用量为 185 ～

370 MBq（5 ~ 10 mCi）。静脉注射后 40 ~ 60 min 进行全身或局部断层显像，必要时可进行 2 ~ 3 h 延迟显像。

三、图像分析

PET 图像分析多采用目测法，也可以利用 ROI 勾画技术计算肿瘤（T）与正常（N）组织的比值（T/N）或病变组织标准化摄取值（SUV）。

1. 正常影像 生理情况下葡萄糖是脑的唯一能量底物，因此脑皮质明显显影；^{18}F-FDG 主要经泌尿系统排泄，故肾显影明显，膀胱内可见大量放射性；禁食状态下心肌对 ^{18}F-FDG 摄取的个体差异较大，约有 50% 的受检者有不同程度的心肌显影；鼻咽部、甲状腺、肝、脾、胃肠道有轻或中度放射性摄取。此外，显像剂吸收期间的肌肉紧张可致局部肌肉放射性摄取增加；近期创伤或手术后的伤口可有轻至中度放射性摄取；身体其余部位的放射性分布相对较少。

2. 异常影像 除上述正常生理性摄取以外的 ^{18}F-FDG 浓聚均为异常。绝大多数的炎性病变表现为 ^{18}F-FDG 异常浓聚，但 ^{18}F-FDG 并非炎症特异性显像剂，肿瘤也可以有 ^{18}F-FDG 摄取的增高。在异常影像的判断过程中，需结合同机 CT 表现、病史、化验室检查、既往的影像学资料等进行诊断。

四、临床应用

（一）^{18}F-FDG PET/CT 用于不明原因发热或炎症

1. 不明原因发热或炎症的概念 不明原因发热（fever of unknown origin，FUO）的概念最早于 1961 年由 Petersdorf 和 Beeson 提出，指体温反复高于 38.3℃，病程持续 3 周以上，且经过 ≥1 周的入院检查仍不能明确诊断。随着医疗技术的进步和环境的改变，该定义经历了数次修订。近年来针对一些患者有长期炎症迹象，血清炎性因子［如 c 反应蛋白（c-reaction protein，CRP）等］升高，但温度未达到 38.3℃ 的情况，另一项更新的标准也被提出，即不明原因炎症（inflammation of unknown origin，IUO）。表 7-2 列出了 FUO 与 IUO 的临床标准，可以看出，实际上两者属相同的临床情况。但值得注意的是，在确立 FUO/IUO 前需完成一系列必要的检查，包括仔细询问病史，进行体格检查，血清学检查、显微尿检、其他体液成分分析（如关节腔积液、浆膜腔积液或者脑脊液）、抗体测定、类风湿因子检测、结核菌素试验等，同时完成胸部平片、胸 CT、腹盆腔超声等基本影像检查。

表 7-2 不明原因发热与不明原因炎症的诊断标准

不明原因发热（FUO）
1. 病程超过 3 周
2. 体温升高 ≥38.3 ℃，3 次以上
3. 经过一定的诊疗过程（至少 3 次门诊或者至少住院 3 天）仍然不能明确诊断

续表

不明原因发热（FUO）
1. 病程超过 3 周
2. （a）体温未超过 38.3℃3 次以上
（b）炎性因子升高［CRP>30mg/L 和（或）女性患者 ESR>年龄/2 或者男性患者 ESR>（年龄+10）/2］
3. 经过一定的诊疗过程（至少 3 次门诊或者至少住院 3 天）仍然不能明确诊断

2. 不明原因发热或炎症的病因　导致 FUO/IUO 的疾病可达 200 种以上，多为临床罕见病或常见病的不典型表现，且患者多以非特异性症状为表现，缺少诊断线索，因此，明确病因对临床医生来说是一种挑战。通常将病因分为 5 类：感染、非感染性炎症、肿瘤、其他杂项疾病和始终病因不明。以往临床研究资料表明我国 FUO 患者中感染占 40% ~ 57%，结缔组织病占 20% ~ 34%；恶性肿瘤占 11% ~ 17%；其他混杂类占 7% ~ 8%；另有 6% ~ 14% 的患者始终病因不明。但值得注意的是，FUO/IUO 的病因分布是随着年龄、性别、地域及时间的变化而变化的，医疗单位诊疗特色的不同亦可影响 FUO/IUO 患者的病因构成，这些因素在临床诊断中需予以考虑。

3. ^{18}F-FDG PET/CT 的诊断作用　由于 FUO/IUO 患者临床表现缺少特征性，往往需要接受数量庞大的检查才能明确诊断，这其中包括了一些不必要的重复性检查或创伤性检查。^{18}F-FDG PET/CT 具有高灵敏、大视野的成像优势，首先易于发现多种临床未知或其他影像技术未检出的病灶，而病灶的形态学改变及全身分布特征又可为病因鉴别提供有效帮助。因此，将 ^{18}F-FDG PET/CT 引入诊断过程后可缩短患者的住院时间，减少或避免不必要的检查。一项国内的多中心研究表明，^{18}F-FDG PET/CT 在 95.2% 的 FUO/IUO 患者中有阳性发现，而 89.6% 的受检患者其临床诊疗过程受益于此项检查。^{18}F-FDG PET/CT 在 FUO/IUO 诊断中的主要作用包括：①检出或排除恶性肿瘤；②提示获得组织病理学诊断的活检部位；③提供病因性疾病诊断相关的特征性信息；④指导进一步的试验性治疗或侵入性检查；⑤疗效观察及预后判断等。

（二）^{18}F-FDG PET/CT 用于感染性疾病

多种病原体感染均可引发机体炎症反应，包括病毒感染、细菌感染（葡萄球菌、结核杆菌、大肠埃希菌、军团菌、布鲁氏菌等）和真菌（白色念珠菌、克柔念珠菌、卡式肺孢子菌等）。由于一些长期发热患者诊疗过程中的试验性抗生素治疗可能导致致病菌检出困难，此时 ^{18}F-FDG PET/CT 影像可帮助诊断。

1. 医疗植入物相关感染　随着医疗技术及材料学的进步，越来越多的医疗植入物被应用于临床，与此同时植入物相关感染也备受临床关注。由于一些金属材料的使用限制了 CT、MR 的应用，因此核素显像在此诊疗过程中起着重要的作用。

（1）心脏起搏器置入术后感染：起搏器置入后的常见并发症是囊袋区和心内膜感染。根据临床诊疗指南，发生于囊袋表层的感染通常只需行单纯局部清创术，感染发生于囊袋深部或沿导线累及心内膜时，则需及时将导线拔除，并以抗生素控制感染。但对于非置入装置相关感染，贸然行导线拔除术，不仅无效，还具有一定的风险。[18]F-FDG PET/CT 可帮助诊断起搏器置入相关感染，定位感染发生部位，同时可排除恶性肿瘤及其他免疫系统疾病，从而正确解释发热原因，指导临床治疗。发生于囊袋浅层及深层的感染在[18]F-FDG PET/CT 中均表现紧邻囊袋周围局限性[18]F-FDG 摄取增高灶；感染性心内膜炎则可见沿心房走行分布的异常[18]F-FDG 摄取（图 7-1）。

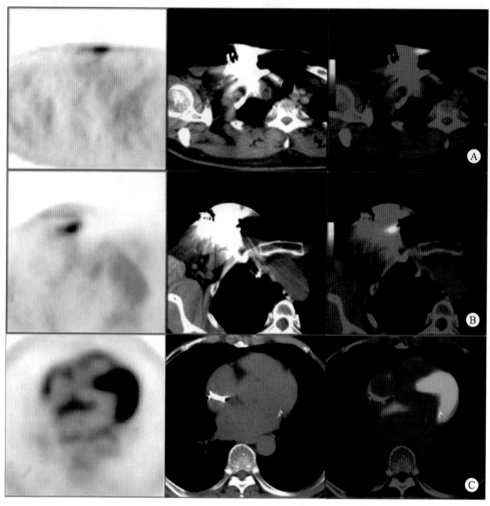

图 7-1 心脏起搏器置入相关感染患者的[18]F-FDG PET/CT
A. 为囊袋浅层感染；B. 为囊袋深层感染；C. 为感染性心内膜炎

（2）人工关节置换术后感染：人工关节置换术后常见的并发症是假体松动和感染。两者均可出现关节疼痛和活动受限，但治疗方法却不同，因此两者的鉴别诊断十分重要。正常置换后假体在[18]F-FDG 影像上通常无异常放射性浓聚（少数人见骨骼假体应力点处点状浓聚）；假体松动时假体与骨骼接触面可见沿骨皮质分布的放射性浓聚；而假体周围感染时则表现为假体周围软组织区域的不规则片状放射性浓聚（图 7-2）。[18]F-FDG 显像对假体感染诊断的灵敏度为 95%，特异性为 98%。然而，由于 PET/CT 检查费用昂贵，将其用于局部感染的诊断价值尚有待进一步的临床验证，但当患者有明显全身症状时，PET/CT 在鉴别上具有重要意义。

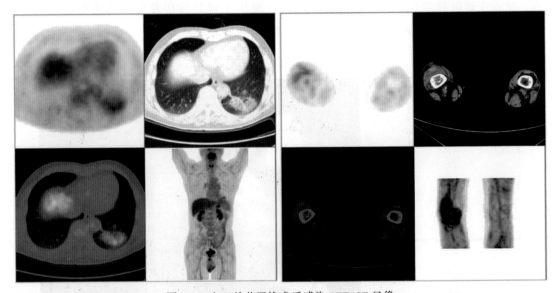

图 7-2　人工关节置换术后感染 PET/CT 显像

69 岁女性患者，3 个月前行右膝关节置换术，术后 1 个月开始出现反复发热（体温最高 38.5℃），
实验室检查示白细胞、中性粒细胞、CRP 及 ESR 均明显升高。[18]F-FDG PET/CT 检查中除发现右膝关节感染性病灶外，
还检出了肺内的活动性感染灶。

2. EB 病毒感染　EB 病毒（Epstein-Barr virus，EBV）感染相关的疾病包括传染性单核细胞增多症、慢性活动性 EBV 感染、病毒相关噬血细胞性淋巴组织细胞增多症（hemophagocyticlymphohistiocytosis，HLH）及恶性肿瘤等。传染性单核细胞增多症急性期表现发热、咽痛、皮疹以及肝、脾和淋巴结肿大，血液系统改变可以累及三系。[18]F-FDG PET/CT 上可观察到肝、脾和淋巴结肿大伴有[18]F-FDG 摄取增高。此病为一种自限性疾病，一般病程持续 3 ~ 6 周；若反复发作或迁延不愈，则为慢性活动性 EBV 感染；慢性活动性 EBV 感染可并发 HLH，此时 PET/CT 可见肝、脾大更加明显，脊柱和四肢骨近段[18]F-FDG 摄取进一步增高；当 EBV 感染并发恶性肿瘤时，[18]F-FDG PET/CT 则可有效地检出恶性肿瘤，同时进行分期诊断（图 7-3）。

（三）[18]F-FDG PET/CT 用于非感染性炎性疾病

非感染性炎性疾病一般是指自身免疫性疾病，多由于不同原因炎症通路开放所致炎性因子激活起病，是一类以皮肤、关节、血管及多系统损害为主的全身性疾病，因病变主要累及结缔组织，所以又被称作结缔组织病、风湿病或风湿免疫病。此类疾病的发病过程中多伴有免疫功能的异常，血清学检查可发现多种自身抗体。以下列举几种常见于 FUO/IUO 患者的结缔组织病，来说明[18]F-FDG PET/CT 在结缔组织病诊断中的作用。

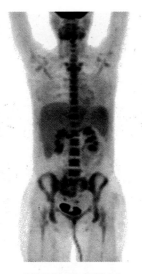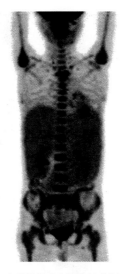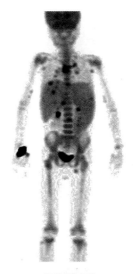

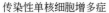

传染性单核细胞增多症　　　　　病毒相关嗜血细胞综合征　　　　　B细胞淋巴瘤

图 7-3　由 EB 病毒感染所致 FUO 患者的 ^{18}F-FDG PET/CT 图像 3 例

1. 成人 still 病　成人 still 病（adult onset Still's disease，AOSD）临床表现为高热、皮疹、关节痛、咽痛，肝、脾及淋巴结肿大及肌痛等，同时伴有白细胞增高和肝功能异常，但无自身抗体阳性表现，淋巴结活检可见慢性非特异性炎症或反应性增生。目前临床诊断 AOSD 遵循 Yamaguchi 分类标准，但这种诊断属排他性诊断，需首先除外感染、肿瘤和其他结缔组织病，因此临床诊断较为困难。AOSD 在 ^{18}F-FDG PET/CT 中多表现为肝、脾大伴弥漫性 ^{18}F-FDG 摄取增高，脾摄取往往高于肝，骨髓亦呈弥漫性 ^{18}F-FDG 摄取增高，同时，见全身多发 ^{18}F-FDG 摄取增高的淋巴结对称性分布于各淋巴结区，并以颈部、腋窝和腹股沟区为著，但淋巴结通常保持正常形态与结构，短径多 ≤1.0 cm（图 7-4）。若 PET/CT 未发现提示恶性肿瘤的占位性病变或明确的局灶性感染，上述影像表现可符合 AOSD。此外，AOSD 容易并发 HLH，当肝、脾大更加明显，脊柱和四肢骨近段 ^{18}F-FDG 摄取进一步增高时，应警惕 HLH 的发生。

2. 系统性血管炎　系统性血管炎（systemic vasculitis）包括多种临床类型，如发生于大血管的大动脉炎、巨细胞性动脉炎等；发生于中等血管的结节性动脉炎、川崎病等；主要累及小血管的免疫复合物相关性小血管炎或 ANCA 相关性小血管炎等；此外，一些其他类型的结缔组织病亦可同时累及大、中、小血管（如白塞氏病等）。病变累及不同血管部位，会出现不同的临床症状，但患者均可以发热、体重减轻、关节痛等全身症状为主要临床表现。由于处于活动期的血管炎性病变可表现对 ^{18}F-FDG 的高摄取，所以 ^{18}F-FDG PET/CT 既可用于血管炎的早期诊断，又可用于观察血管病变的活动状态及评价治疗效果。^{18}F-FDG PET/CT 可直接显示受累大血管的部位及范围（图 7-5），而对于小血管炎则可显示受累脏器组织的实质性炎症情况。

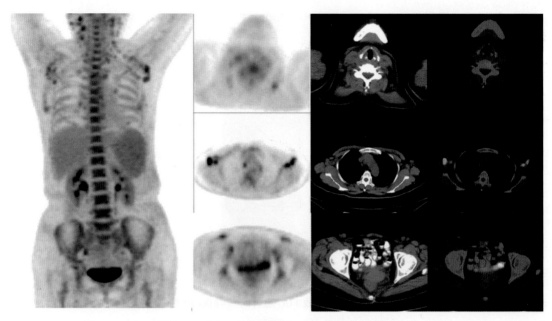

图 7-4　成人 still 病常见 ^{18}F-FDG PET/CT 表现

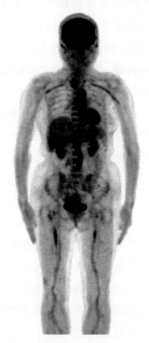

图 7-5　巨细胞动脉炎 ^{18}F-FDG PET/CT 显像

3. 特发性炎性肌病　特发性炎性肌病（idiopathic inflammatory myopathy，IIM）是一组以四肢近端肌肉受累为突出表现的结缔组织病，其病理改变为横纹肌非化脓性炎症，临床以多发性肌炎和皮肌炎最常见，症状表现为对称性的四肢近端肌无力、肌痛等。IIM 患者合并肿瘤的风险明显升高，间质性肺病的发生率也很高，且这两种并发症是除肌病本身外造成患者生存期缩短的主要原因。

IIM 可通过症状、血清肌酶、肌电图和组织病理学检查得到诊断，但对于有无伴发恶性肿瘤和间质性肺病，常需影像检查提供依据。国内研究显示，PET/CT 发现 IIM 患者中约 18% 合并恶性肿瘤，79% 并发间质性肺病。对于并发间质性肺病的 IIM 患者，若肺内表现出[18]F-FDG 高摄取，则往往提示病变可能为急性进展型。IIM 患者的受累肌群亦表现对[18]F-FDG 的高摄取，且摄取程度与血清肌酶水平相关（图 7-6）。因此，[18]F-FDG PET/CT 在 IIM 诊断中具有多重功效。

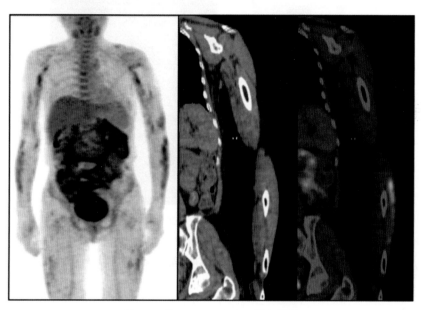

图 7-6　[18]F-FDG PET/CT 示皮肌炎

患者全身肌肉多发[18]F-FDG 摄取增高灶。

4. 类风湿关节炎　类风湿关节炎（rheumatoid arthritis，RA）是一种以侵蚀性关节炎为主要表现的全身性自身免疫病，临床表现为对称性、持续性关节肿胀和疼痛，常伴有晨僵。受累关节以近端指间关节、掌指关节、腕、肘和足趾最为多见，中、晚期可出现关节畸形、强直和半脱位等。依靠临床表现、实验室及影像检查，典型病例的诊断并不困难，但一些不典型的早期患者易出现误诊或漏诊情况。目前接受 PET/CT 检查的 RA 患者常见两种情况：一种是症状不典型的早期患者；另一种则是既往有 RA 病史，本次因临床出现炎症迹象，需鉴别疾病活动期与肿瘤或感染的患者（RA 易伴发恶性肿瘤，而长期激素治疗又易并发感染）。对于早期 RA 患者，PET/CT 可通过显示与疾病特征吻合的影像特征为临床提供诊断依据（图 7-7），而当 RA 并发恶性肿瘤或并发感染时 PET/CT 亦有助于诊断。

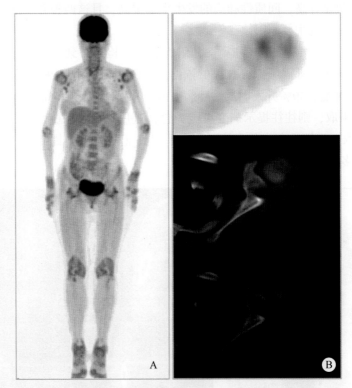

图 7-7　类风湿关节炎 PET/CT 显像

患者，女性，42 岁。发热伴全身多关节疼痛 1.5 个月。[18]F-FDG PET/CT 示全身多关节放射性浓聚，
呈对称性分布，同时见双侧腋窝淋巴结[18]F-FDG 摄取增高。

5. 复发性多软骨炎　复发性多软骨炎（relapsing polychondritis，RP）是一种临床罕见的、累及全身多系统、具有反复发作和缓解的进展性破坏性炎性疾病，可发生于任何年龄，以 50 岁后人群好发，男、女比例大致相等。病变通常累及软骨和其他结缔组织，包括耳、鼻、喉、气管、眼、关节、心脏瓣膜和血管等，亦可与类风湿关节炎、系统性血管炎、系统性红斑狼疮以及其他结缔组织病并发。由于 RP 临床表现的多样性，早期诊断往往困难。尽管临床诊断 RP 可参照 McAdam 标准或 Damiani 标准，但以往文献中所报道的病例多为临床出现鼻梁、耳郭塌陷，或严重的呼吸道症状提示软骨受累时才得以诊断。[18]F-FDG PET/CT 可在尚未发生器官结构改变的疾病早期即显示出疾病的特征表现（图 7-8），帮助临床早期确立诊断。又由于 RP 对激素或氨苯砜治疗有效，得到早期诊断的患者将有一个良好的预后。此外，对既往有 RP 病史的发热患者来说，当临床上出现发热时，除考虑与 RP 病变活动相关外，还应考虑并发其他结缔组织病或恶性肿瘤的可能，此时 PET/CT 检查对鉴别诊断具有重要意义。

6. 其他结缔组织病　其他一些结缔组织病，如干燥综合征、风湿性多肌痛、脂膜炎、IgG$_4$ 相关疾病及反应性关节炎等的[18]F-FDG PET/CT 相关应用均已见报道。[18]F-FDG PET/CT 对这些疾病的早期鉴别诊断均具有独特的价值，但仍需要在临床实践中不断积累，并进一步深入研究。

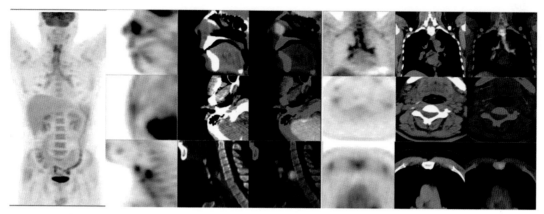

图 7-8　复发性多软骨炎 PET/CT 显像

以 FUO 就诊的患者，通过[18]F-FDG PET/CT，最终临床诊断复发性多软骨炎。

（四）其他少见杂项炎性疾病

一些混杂项疾病，如药物超敏反应综合征、原发性 HLH、坏死性淋巴结炎、Castleman 病、甲状腺毒症等，亦可以发热等全身症状及血清炎性因子增高为表现。这些疾病多为临床罕见性疾病，往往诊断困难，[18]F-FDG PET/CT 可帮助发现病灶、提示活检部位及观察试验性治疗后的全身变化情况，这些均可为最终临床诊断提供有效信息。然而，在这些少见疾病的影像诊断中，要更加强调结合临床的重要性，因为患者的病史、实验室检查等往往是重要的诊断依据；当遇到难以解释的异常 PET/CT 影像时，应及时与临床医师沟通，必要时查阅相关文献获取参考信息，以争取使 PET/CT 诊断效益最大化。

本 章 小 结

炎症显像属分子影像的非肿瘤学应用范畴。可用于炎症显像的显像剂种类繁多，炎症反应过程中免疫细胞的参与、细胞因子的释放、炎性因子诱导趋化下受体分布的变化及抗体的产生等，任何一个环节都可成为潜在的成像靶点，但目前临床应用最多的显像剂仍是[18]F-FDG。[18]F-FDG 的炎症显像机制是炎性细胞，尤其是中性粒细胞和单核-巨噬细胞高水平表达葡萄糖转运体 GLUT1 和 GLUT3，且己糖激酶活性很高，故可摄取更多的[18]F-FDG，通过 PET/CT 成像，就可显示出病变组织和脏器。目前[18]F-FDG 显像在感染与炎症中的应用尚处于迅速发展阶段，对于感染与炎症的临床适应证尚有待进一步的临床验证，但对于不明原因发热或炎症、医疗植入物相关感染以及多种结缔组织病的诊断价值已初步得到临床认可。可以预期的是[18]F-FDG PET/CT 有可能成为多种炎症性疾病诊断的一线检查手段。[18]F-FDG PET/CT 用于多种感染及非感染性炎症病变诊断时往往具有多重的诊断功效，包括与恶性肿瘤相鉴别、检出和定位炎性病灶、评价病变活动状况、指导试验性治疗等，因此诊断过程中要求密切结合临床，尽可能地为临床提供更多的诊断信息。

思考题

1. ^{18}F-FDG 炎症显像原理是什么？

2. ^{18}F-FDG PET/CT 于哪些适用临床情况？

（王茜　李雪娜　张超）

第八章　分子影像与药物研发

第一节　分子影像技术在药物研发的优势

药物研发是一个周期长、风险高、投资大的过程。根据原国家食品药品监督管理总局（China Food and Drug Administration, CFDA）发布的《药品注册管理办法》，将化学药品、中药/天然药物和生物制品注册分为创新药物和仿制药物，故药物研发的类型分为创新药物的研发和仿制药物的研发。以创新性药物的研发为例，一个新分子的药物从最初实验室研究、先导化合物确定及优化到临床前实验，再到临床试验性新药（investigational new drug, IND）申报预计需要 3~5 年的时间，从 IND 申报到药物上市预计需要 10 年的时间。除了时间的投入，据统计，一个新药的整个研发过程花费平均需要 66 亿美元，成功率仅为 0.01%~0.02%。因此在药物研发的过程中，急需新的手段和技术来弥补目前的不足，在此过程中分子影像技术表现出了巨大的潜力和应用前景。

分子影像技术是一种无创的特异性检测技术，依托显像仪器的高分辨率和高灵敏度等特点，可实现活体、动态、实时地对疾病的病理生理过程进行精准定性和定量监测，用于肿瘤等疾病的分期、诊断及药效评价等。利用分子影像技术，不仅可以及时得到药物在活体内定量分布的信息，还可以清晰地观察到药物的特异性和靶向性等特征。该技术的应用可大幅度减少研究动物的数量，并可以实现自身对照。因此，分子影像技术是解决目前临床试验技术局限性的有效手段。

第二节　分子影像技术在药物研发各阶段的应用

虽然药物的靶点及潜在治疗方法的种类不同使得药物的研发流程没有标准模式，但总体而言，新药研发主要分为两个阶段：申报临床流程前的实验室开发阶段（也称临床前研究阶段）、获得临床批件后进行的临床试验阶段。分子影像技术可广泛应用于药品研发的整个过程中（图8-1）。

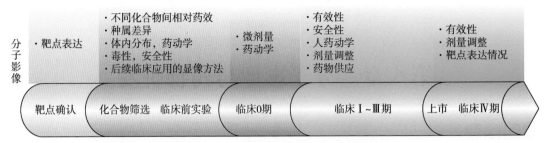

图 8-1　分子影像在新药研发过程中的应用

一、临床前研究阶段

药物的临床前研究包括化学合成、生物学特性的研究以及处方前研究。化学合成的前提是已经确定了明确靶点的先导化合物并进行了化合物的筛选。生物学特性的研究主要是以动物、体外特定细胞等作为实验对象进行的体内、体外模型的候选药物的筛选，对候选药物吸收、分布、代谢、排泄（absorption，distribution，metabolism，excretion，ADME）及急性、长期和特殊毒理进行研究，其目的是评估药物的安全性和有效性，主要包括动物实验、药动学研究和毒理研究。在靶点表达、化合物筛选及生物学特性研究的过程中，分子影像技术均有广泛应用，详述如下。

1. 靶点表达　在明确靶点后，需要确定该靶点在病理条件下是否存在。例如，对于旨在抑制癌症中血管生成的药物的研究，需要评估其在不同肿瘤的新生血管中是否有表达及表达的程度。分子影像技术可以实现体内靶点表达的检测，包括定性判断靶点是否存在以及定量分析靶点在空间和时间上的表达情况。

当特异性分子探针与靶点直接结合时，靶点表达情况可以直接通过分子影像的方法来得到，如针对参与肿瘤血管生成的血管内皮生长因子受体（vascular endothelial growth factor receptor，VEGFR）开发的药物可直接用 VEGFR 的特异性分子探针（例如，^{64}Cu-VEGF）进行 PET 显像，即可评估靶点表达。目前针对不同的靶点，已有大量成熟的分子探针可直接应用。

分子影像技术间接检测靶点表达的案例是报告基因成像，它涉及治疗性靶点基因和报告基因的同时共表达，两者通常由相同的启动子驱动。报告基因编码可与分子探针的蛋白质相互作用。因此，如果治疗靶点存在于细胞中或细胞上，则可以通过捕获分子显像探针来间接可视化该细胞。

2. 化合物筛选　当靶点确定后，下一阶段通常就是高通量筛选大量的先导化合物以确定其调节靶点的能力。分子影像技术可基于细胞或动物进行化合物的筛选（其中高通量筛选通常限于基于细胞的测定法），光学成像尤其以其高灵敏度、高通量能力和低成本被广泛用于化合物的筛选。例如，使用生物发光可进行抗转录因子或低氧诱导因子（hypoxia inducible factor，HIF）的筛选，鉴定 P300 抑制剂（HIF1 途径的辅激活剂），该抑制剂可减弱细胞培养以及异位接种肿瘤中的低氧诱导转录，并且在活体中具有抗肿瘤功效。

3. 临床前药物生物学特性的研究　尽管目前药物临床前研究阶段，在动物体内的生物分布、药动学、药效学、毒理等方面的研究通常仍利用传统的采集血样和组织取样或放射自显影来测量，但活体分子影像成像技术的应用已越来越多，尤其是定量 PET 显像技术。许多药物可以用 ^{11}C、^{18}F、^{64}Cu、^{89}Zr 等正电子核素标记，且标记对化合物的活性影响不大，从而可直接利用放射性核素标记后活体分子成像来监测药物的生物分布、代谢等。早在 1993 年就有报道称通过 PET 成像获得包括脑组织在内的各种组织中氟康唑（含氟抗真菌剂）药物分布和药动学的详细定量信息。另外，间接利用 PET 成像技术进行药物生物学特性研究也比较常用，即药物本身未经核素标记，但给药后，可通过靶向性明确的其他 PET 示踪，如 ^{18}F-FDG PET 反映给药后对机体葡萄糖代谢的影响，间接提供药物奏效的机制、靶点等信息。

二、临床试验阶段

鉴于动物实验只能发现 1/3 ~ 2/3 的不良反应，临床试验是佐证新药有效性和安全性的唯一有效途径。传统的临床试验分为临床 I ~ IV 期。临床 I 期的目的是观察人体内新药的耐受程度和药动学，确定药物的安全性和剂量，为制订给药方案提供依据，一般需要 20 ~ 100 例健康志愿者；临床 II 期是初步评估药物对目标适应证患者的治疗作用和安全性，为临床 III 期试验研究设计和给药剂量方案确定提供依据，一般需要大于 100 例病患志愿者；临床 III 期是进一步验证药物对目标适应证患者的治疗作用和安全性，评价利益和风险的关系，为药物注册申请获得批准提供充分依据，一般需要大于 300 例病患志愿者；临床 III 期后就可以提交新药申请，待审批通过新药上市后，申请人自主进行临床 IV 期研究，考察在广泛使用条件下的药物疗效和不良反应等。

除了上述临床试验阶段，为了更好地控制新药研发过程中的临床风险，使更多的有效化合物能够尽快上市，美国食品和药物管理局（Food and Drug Administration，FDA）在 2006 年发布了探索性 IND 研究指导原则，即临床 I 期前研究或 0 期临床试验。0 期临床试验是指活性化合物在完成临床前试验后，但还未正式进入临床试验之前，允许研制者使用微剂量（一般不大于 100 μg，或小于 1% 的标准剂量）在少量人群（6 人左右，健康志愿者或者患者）进行药物试验以收集必要的有关药物安全及药动学的试验数据。它的优势在于能够花费相对较少的资金，获取药物的相关实验数据。如果药物在 0 期临床试验出现安全问题，可以及时调整临床 I 期试验，甚至放弃临床 I 期试验，从而减少不必要的浪费。分子影像技术由于其定量准确、灵敏度高等独特的优势，使之在临床 0 期研究中发挥了极其重要的作用。

三、分子影像技术应用于临床试验各阶段范例

1. 临床 I 期　A33 是一种跨膜糖蛋白，在超过 95% 的结直肠癌中表达。人源化 A33 单克隆抗体（humanized A33，huA33）能够特异性识别 A33 抗原。在一项临床 I 期试验（https：//clinicaltrials. gov/，项目编号：NCT00199862）中研究者利用 ^{124}I-huA33 PET 显像定量评估 ^{124}I-huA33 在结直肠癌患者体内的靶向性、生物分布和安全性。

超过 90% 甲状腺髓样癌（medullary thyroid carcinoma，MTC）过度表达胆囊收缩素-2 受体。胃泌素类似物 ^{177}Lu-PP-F11N 可与胆囊收缩素-2 受体结合。另一项临床 I 期试验（https：//clinicaltrials. gov/，项目编号：NCT02088645）研究晚期 MTC 患者中 ^{177}Lu-PP-F11N 的最大耐受剂量，同时进行了肿瘤辐射剂量和治疗反应以及器官辐射剂量和最大耐受剂量的相关性研究，为患者量身定制个体化治疗方案。

2. 临床 II 期　神经内分泌肿瘤（neuroendocrine tumors，NET）多表达生长抑素受体。利用 ^{177}Lu 标记的生长抑素类似物（^{177}Lu-DOTA-TATE）可有效控制生长抑素受体阳性肿瘤患者的症状并提高其生活质量。一项临床 II 期试验（https：//clinicaltrials. gov/，项目编号：NCT02236910）计划招募 200 名患者，通过测量无进展生存期和总生存期来评估 ^{177}Lu-DOTA-TATE 的疗效，同时评估 ^{177}Lu-DOTA-TATE 治疗的安全性和患者的生活质量。

3. 临床 III 期　^{68}Ga-PSMA-11 PET/CT 引入临床以来，已经在复发性前列腺癌（prostate cancer，PCa）的诊断中发挥重要作用。在一项临床 III 期试验中（https：//clinicaltrials. gov/，项目编号：NCT03001869）研究者对 1007 例患者进行 ^{68}Ga-PSMA-11 PET/CT 显像检测前列腺癌复发，分析影响前列腺特异性膜抗原（prostate specific membrane antigen，PSMA）配体摄取的变量。结果显示 ^{68}Ga-PSMA-11 PET/CT 显像可以发现复发 PCa 患者中大部分的肿瘤病灶。PET 阳性和 PET 阴性患者的注射剂量和格里森评分（Gleason score，GSC）无显著差异。较高的 GSC 与 PET/CT 扫描的较高阳性率有一定的相关性，但无统计学意义。阳性 PET/CT 扫描结果与前列腺特异性抗原（prostate-specific antigen，PSA）水平和雄激素阻断治疗（androgen deprivation therapy，ADT）相关。

4. 临床 IV 期　预测无功能性胰腺神经内分泌肿瘤（nonfunctional pancreatic neuroendocrine tumors，NF P-NET）中的侵袭性仍然是临床实验中的一个难点。利用 ^{68}Ga 标记的生长抑素类似物（^{68}Ga-DOTA-NOC）PET/CT 显像在 P-NET 诊断中获得了令人鼓舞的结果。一项临床 IV 期试验（https：//clinicaltrials. gov/，项目编号：NCT02621541）对 20 名 NF P-NET 患者进行 ^{18}F-FDG PET/CT 和 ^{68}Ga-DOTA-NOC PET/CT 两种功能显像，对照后续的手术或随访内镜超声（endoscopic ultrasonography，EUS）活检结果，评估诊断 NF P-NET 患者准确性。

5. 临床 0 期试验　前列腺癌细胞过表达胃泌素释放肽受体（gastrin-releasing peptide receptor，GRPR）和整合素 $\alpha_v\beta_3$ 受体。^{68}Ga 标记的铃蟾肽和 c（RGDyK）异二聚体肽 BBN-RGD 可同时靶向结合这两种受体。在一项临床 0 期试验（https：//clinicaltrials. gov/，项目编号：NCT02747290）中研究者对原发性和（或）转移性前列腺癌患者中进行初步 ^{68}Ga-

NOTA-BBN-RGD PET/CT 显像，评估该显像方法的安全性和安全剂量以及对原发性和（或）转移性前列腺癌患者的诊断效能和疗效。

总之，过去二三十年大量的研究证明，分子影像技术可在药物研发临床试验的各阶段广泛应用，比如用于监测疗效、评价安全性、研究人体内药动学特征等等。尤其在肿瘤领域，PET 成像技术已成为影像诊断技术的标准。以实体肿瘤为例，因其通常具有高葡萄糖利用率、肿瘤细胞增殖、具有持续血管生成导致的乏氧和凋亡等特征，通过结合特异性的放射性示踪剂，利用分子成像技术可以选择性地观察药物对这些生物学特征的影响。

本 章 小 结

药物研发包括临床前研究阶段和获得临床批件后进行的临床试验阶段。分子影像技术以其高灵敏度、高分辨率、活体观察药物的特异性和靶向性，以及实时、动态观察药物在体内的定量分布信息等优势，广泛应用于药物研发的整个过程中。

思考题

分子影像技术在临床试验药物研发中的作用有哪些？

（朱小华　杨敏　王燕　李剑波）

中英专业词汇对照

分子影像学（molecular imaging，MI）

分子探针（molecular probe）

精准医学（precision medicine）

正电子发射计算机断层成像（positron emission computed tomography，PET）

单光子发射计算机断层成像（single-photon emission computed tomography，SPECT）

磁共振成像（magnetic resonance imaging，MRI）

光学成像（optical imaging）

计算机断层扫描（computed tomography，CT）

多模态分子影像（multimodality imaging）

光学分子影像学（optical molecular imaging）

生物发光成像（bioluminescence imaging，BLI）

核医学与分子影像学会（Society of Nuclear Medicine and Molecular Imaging，SNMMI）

美国食品和药品监督管理局（Food and Drug Administration，FDA）

欧洲核医学协会（European Association of Nuclear Medicine，EANM）

国家科学基金委（National Sanitation Foundation，NSF）

国家食品药品监督管理总局（China Food and Drug Administration，CFDA）

临床试验性新药（investigational new drug，IND）

内镜超声（endoscopic ultrasonography，EUS）

氟代脱氧葡萄糖（^{18}F-fluorodeoxyglucose，^{18}F-FDG）

荧光区域积分（fluorescence regional integration，FRI）

荧光分子层析成像技术（fluorescence molecular tomography，FMT）

生物发光断层成像（bioluminescence tomography，BLT）

放射性药物（radiopharmaceutical）

符合探测（coincidence detection）

真符合事件（true coincidence event）

飞行时间（time of flight，TOF）

符合窗（coincidence windows）

随机符合（random coincidence）

重复时间（repetition time，TR）

回波时间（echo time，TE）

反转时间（time of inversion，TI）

扫描矩阵（matrix）

扫描野（field of view，FOV）

自旋回波序列（spin echo，SE）

反转恢复序列（inversion recovery，IR）

反转恢复脉冲序列（fluid attenuated inversion recovery，FLAIR）

抑制脂肪信号的短时间反转恢复序列（short time inversion recovery，STIR）

梯度回波序列（gradient echo，GRE）

回波平面成像（echo plane imaging，EPI）

磁共振波谱成像（magnetic resonance spectroscopy，MRS）

动脉自旋标记（arterial spin labeling，ASL）

荧光成像（fluorescence imaging，FI）

绿色荧光蛋白（green fluorescent protein，GFP）

红色荧光蛋白（red fluorescent protein，RFP）

光学相干层析成像（optical coherence tomography，OCT）

荧光介导分子断层成像（fluorescence molecular tomography，FMT）

荧光反射成像（fluorescence reflectance imaging，FRI）

超声（ultrasound，US）

电荷耦合器件（charged couple device，又叫 CCD 相机）

光声成像（photoacoustic imaging，PAI）

切伦科夫光学成像（Cerenkov luminescence imaging，CLI）

太赫兹波（Terahertz，THz）

不明原因发热（fever of unknown origin，FUO）

噬血细胞性淋巴组织细胞增多症（hemophagocyticlymphohistiocytosis，HLH）

成人 still 病（adult onset Still's disease，AOSD）

特发性炎性肌病（idiopathic inflammatory myopathy，IIM）

类风湿关节炎（rheumatoid arthritis，RA）

复发性多软骨炎（relapsing polychondritis，RP）

血管内皮生长因子受体（vascular endothelial growth factor receptor，VEGFR）

低氧诱导因子（hypoxia inducible factor，HIF）

参 考 文 献

［1］田捷. Molecular Imaging：Fundamentals and Applications ［M］. 浙江：浙江大学出版社，2012.

［2］黄钢，郭启勇. 中华临床医学影像学·PET 与分子影像分册 ［M］. 北京：北京大学医学出版社，2015.

［3］田嘉禾. PET、PET/CT 诊断学 ［M］. 北京：化学工业出版社，2007.

［4］王雪梅. 核医学 ［M］. 北京：中国医药卫生出版社，2016.

［5］张永学. 核医学 ［M］. 北京：人民卫生出版社，2005.

［6］李少林. 核医学 ［M］. 北京：人民卫生出版社，2016.

［7］Weissleder R. Molecularimaging：explore the next frontier ［J］. radiology，1999，213（3）：609-614.

［8］Daldrup-Link HE，Rudelius M，Piontek G，et al. Migration of iron oxide-labeled human hematopoietic progenitor cells in a mouse model：in vivo monitoring with 1.52-T MR imaging equipment ［J］. Radiology，2005，234（1）：197-205.

［9］Jean Livet，Tamily A，Weissman，et al. Transgenic strategies for combinatorial expression of fluorescent proteins in the nervous system ［J］. Nature，2007，450（7166）：56-62.

［10］Lee HY，Li ZB，Chen K，et al. PET/MRI dual-modality tumor imaging using arginine-glycine-aspartic （RGD）-conjugated radiolabeled iron oxide nanoparticles ［J］. J Nucl Med，2008，49（8）：1371-1379.

［11］Uppal R，Catana C，Ay I，et al. Bimodal thrombus imaging：simultaneous PET/MR imaging with a fibrin-targeted dual PET/MR probe-feasibility study in rat model ［J］. Radiology，2011，258（3）：812-820.

［12］Weissleder R. Molecular imaging in cancer ［J］. Science，2006，312（3）：1168-1171.

［13］Weissleder R，Pittet M J. Imaging in the era of molecular oncology ［J］. Nature，2008，452（7187）：580-589.

［14］Binderup T，Knigge U，Loft A，et al. Functional imaging of neuroendocrine tumors：a head-to-head comparison of somatostatin receptor scintigraphy，123I-MIBG scintigraphy，and ^{18}F-FDG PET ［J］. J Nucl Med，2010；51（5）：704-712.

［15］Zhu Z，Miao W，Li Q，et al. 99mTc-3PRGD2 for integrin receptor imaging of lung cancer：a multicenter study ［J］. J Nucl Med，2012；53（5）：716-722.

［16］Zheng K，Liang N，Zhang J，et al. 68Ga-NOTA-PRGD2 PET/CT for integrin imaging in patients with lung cancer ［J］. J Nucl Med，2015；56（12）：1823-1827.

［17］Kang F，Wang S，Tian F，et al. Comparing the Diagnostic Potential of 68Ga-Alfatide II and ^{18}F-FDG in Differentiating Between Non-Small Cell Lung Cancer（NSCLC）and Tuberculosis Patients ［J］. J Nucl Med，2016；57（5）：672-677.

［18］Afshar-Oromieh A，Avtzi E，Giesel FL，et al. The diagnostic value of PET/CT imaging with the 68Ga-labelled PSMA ligand HBED-CC in the diagnosis of recurrent prostate cancer ［J］. Eur J Nucl Med Mol Imaging，2015；42（2）：197-209.

［19］Gemignani M，Patil S，Seshan V，et al. Feasibility and predictability of perioperative PET and estrogen receptor ligand in patients with invasive breast cancer. ［J］. J Nucl Med，2013；54（10）：1697-702.

［20］Tang CC，Poston KL，Eckert T，et al. Differential diagnosis of parkinsonism：a metabolic imaging study using pattern analysis ［J］. Lancet Neurol，2010，9（2）：149-158.

［21］Feigin A, Leenders KL, Moeller JR, et al. Metabolic network abnormalities in early Huntington′s disease: an ［(18) F］ FDG PET study ［J］. J Nucl Med, 2001, 42 (11): 1591-1595.

［22］Herben- Dekker M, van Oostrom JC, Roos RA, et al. Striatal metabolism and psychomotor speed as predictors of motor onset in Huntington′s disease ［J］. J Neurol, 2014, 261 (7): 1387-1397.

［23］Kuroda S, Shiga T, Houkin K, et al. Cerebral oxygen metabolism and neuronal integrity in patients with impaired vasoreactivity attributable to occlusive carotid artery disease ［J］. Stroke, 2006, 37 (2): 393-398.

［24］Koepp MJ, Richardson MP, Brooks DJ, et al. Focal cortical release of endogenous opioids during reading- induced seizures ［J］. Lancet, 1998, 352 (9132): 952-955.

［25］Madar I, Bencherif B, Lever J, et al. Imaging delta- and mu- opioid receptors by PET in lung carcinoma patients ［J］. J Nucl Med, 2007, 48 (2): 207-213.

［26］Jamar F, Buscombe J, Chiti A, et al. EANM/SNMMI Guideline for [18]F- FDG Use in Inflammation and Infection ［J］. J Nucl Med, 2013, 54 (4): 647-657.